完全図解

知らず知らずのうちに体を蝕む「水毒」の恐怖

水分の摂りすぎが病気をつくる

医学博士 石原結實

ビジネス社

はじめに

「毎日、2リットルの水を飲みましょう」

「血液をサラサラにするために、水分をこまめに摂《と》りましょう」

などという指導がなされ始めてから、かれこれ30年くらいになるだろうか。メディアでもよく取り上げられていて、2004〜2009年頃に放送されていた『午後は◯◯おもいッきりテレビ』、後続の『おもいッきりイイ‼テレビ』で、司会だったみのもんた氏も、出演していた医師たちからの言葉を受けて「水をなるべく多く飲みましょう！」と、呼びかけていた。

しかし、その呼びかけどおりに、毎日多くの水を飲むことを実践した女性Aさん（87歳）が、うっ血性心不全、さらに腎不全、難聴を患ったとして、みの氏を相手に6700万円の損害賠償を求めて提訴した。2015年1月のことだった。

この番組には、たくさんの医師が日替わりで出演されていたが、ほとんどの医師が「血液をサラサラにするために、水をたくさん飲みましょう」という主張をしていた。

私も1995年から2008年までの13年間、毎月1回程度、合計100回以上、『おもいッきりテレビ』に出演させてもらっていた。しかし私は1回も「水をたくさん飲みましょう」とは言わなかった。

漢方医学でいう「水毒《すいどく》」の恐《こわ》さを知っていたからだ。

生命にとって、もっとも大切な空気（酸素）も吸い込みすぎると、痙攣《けいれん》、失神を起こす「過呼吸症候群」が発症する。空気の次に大切な水分も、「うまい」と感じないほどの分量を摂ると過剰摂取となり、さまざまな不調を引き起こす。

水分の過剰摂取は、むくみ、水太り、頻脈、不整脈、（突発性）難聴、下痢、肩こり、頭痛、めまい、耳なりなどの身体的症状の他にも、不安、不眠等の精神的不調、血栓症をもたらすこともあるのだ。

こう言っているのは、漢方医学だけではない。

西洋医学でも「水中毒」（water intoxication）として警告を発している。『南山堂医学大辞典』（第18版）では「水中毒」について次のように記されている。

「水中毒は、体内の水が他の溶質、とりわけナトリウムに比して著しく増加した病態である。……強度の低ナトリウム血症を認め、また皮膚は湿潤、血圧は上昇……神経、筋の異常を認め、筋の痙縮《けいしゅく》、傾眠または昏睡《こんすい》、全身痙攣などの症状が出現する。治療としては、水分投与の制限、高張食塩水投与。フロセミド（利尿剤＝著者・注）との併用などが行われる。非可逆的中枢神経障害を残すことがある」

本書では、現代人の不調の多くの原因である「水分の摂りすぎ」について検証していく。「水毒」の危険性を多くの読者に知っていただき、本来の元気な健康体をとりもどす一助となれば、著者としても幸いである。

石原結實

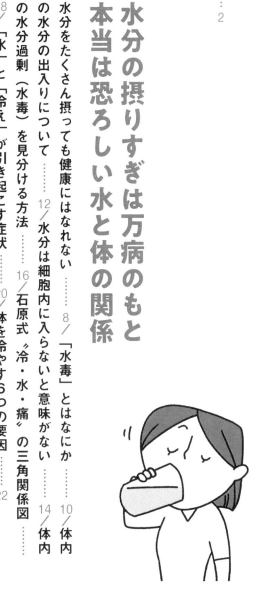

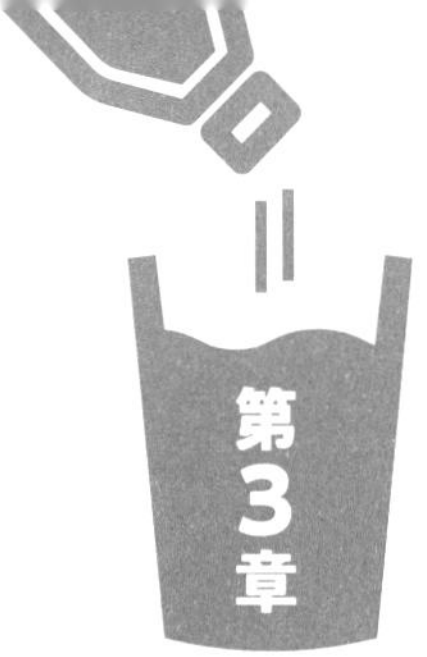

第3章

体内の「水毒」を追い出す飲み方、食べ方、暮らし方

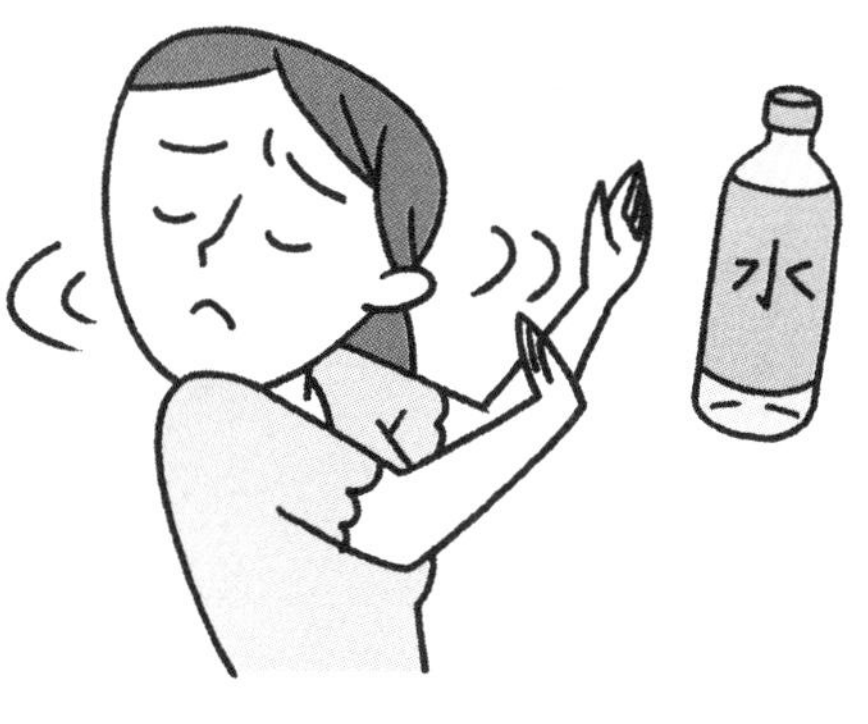

本書は2020年12月に小社より刊行した『水分の摂りすぎが病気をつくる』の図解版です。

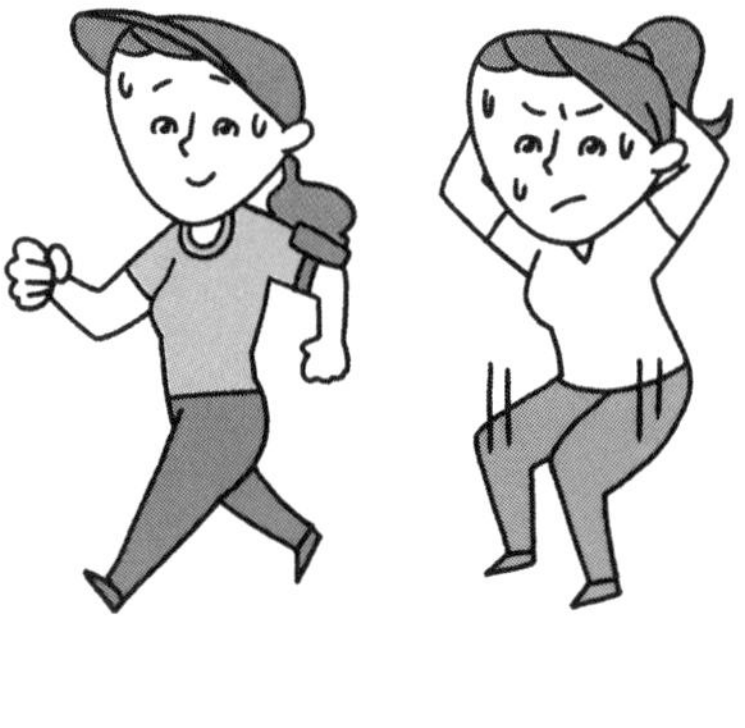

第1章

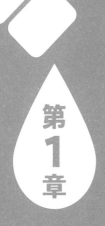

水分の摂りすぎは万病のもと
本当は恐ろしい水と体の関係

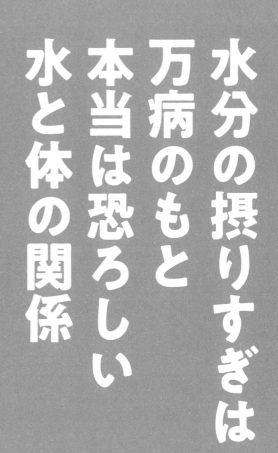

水分をたくさん摂っても健康にはなれない

日本人の3大死因は悪性新生物（がん）、心疾患、脳血管疾患である。このうち、心疾患の約9割を占めると言われる〝心筋梗塞《しんきんこうそく》〟（死亡数 年間約20万人）と、脳血管疾患で急増している〝脳梗塞〟（死亡数 年間約11万人）は、「血栓症」によって引き起こされる（**図1**）。

「血栓症」とは、血管内で血液の塊《かたまり》が生じることで血液が詰まってしまう病気のことだ。この血栓症は「血液がドロドロ」に汚れることで血液が固まりやすくなることが原因だと言われている。

そのため、約30年前から西洋医学では「血液をサラサラにするために、こまめに水分補給しましょう」という指導がなされるようになった。

が、私はこれに異を唱えたい。

「血栓」は、水分をたくさん摂れば防げるというものではない。実際にこの30年間、血栓症は減少するどころか増加傾向にある（**図2**）。

血液を試験管に入れて立てておくと、2つの層に分離される。上層に浮かんでくるのは血漿《けっしょう》という液体成分で、下層は赤血球、白血球、血小板などの有形成分だ。「血液サラサラ」と表現される成分は〝水〟で、「血液ドロドロ」と表現される成分はタンパク質、脂質、糖質、赤血球、血小板などである（詳しくは61ページ）。

血栓は、コレステロール、中性脂肪、赤血球などが、フィブリン（タンパク質の一種）と血小板によって固められることで作られる。血液中にあるこれらの原因を、水で薄めようとしているのが、西洋医学の考えだ。

確かに水分を摂取すると胃腸から血液に吸収され、血液中の水分は一時的に多くなる。が、人体は「恒常性」が常に働いていて血液中の水分は一定に保たれるため、多すぎる血液中の水分はすぐに尿として排泄される。

そのとき、**血栓の〝材料〟である赤血球、血小板、コレステロール、中性脂肪、フィブリンなどは、尿と一緒に排出されることはない**。

つまり、水分を多く摂っても血栓は予防できない。それどころか「水分の摂りすぎ」は、「水毒」を引き起こし、不調や病気の原因となっている恐れがある。

こまめな「水分摂取」は「血栓予防」にならない！

図1　日本人の主な死亡原因

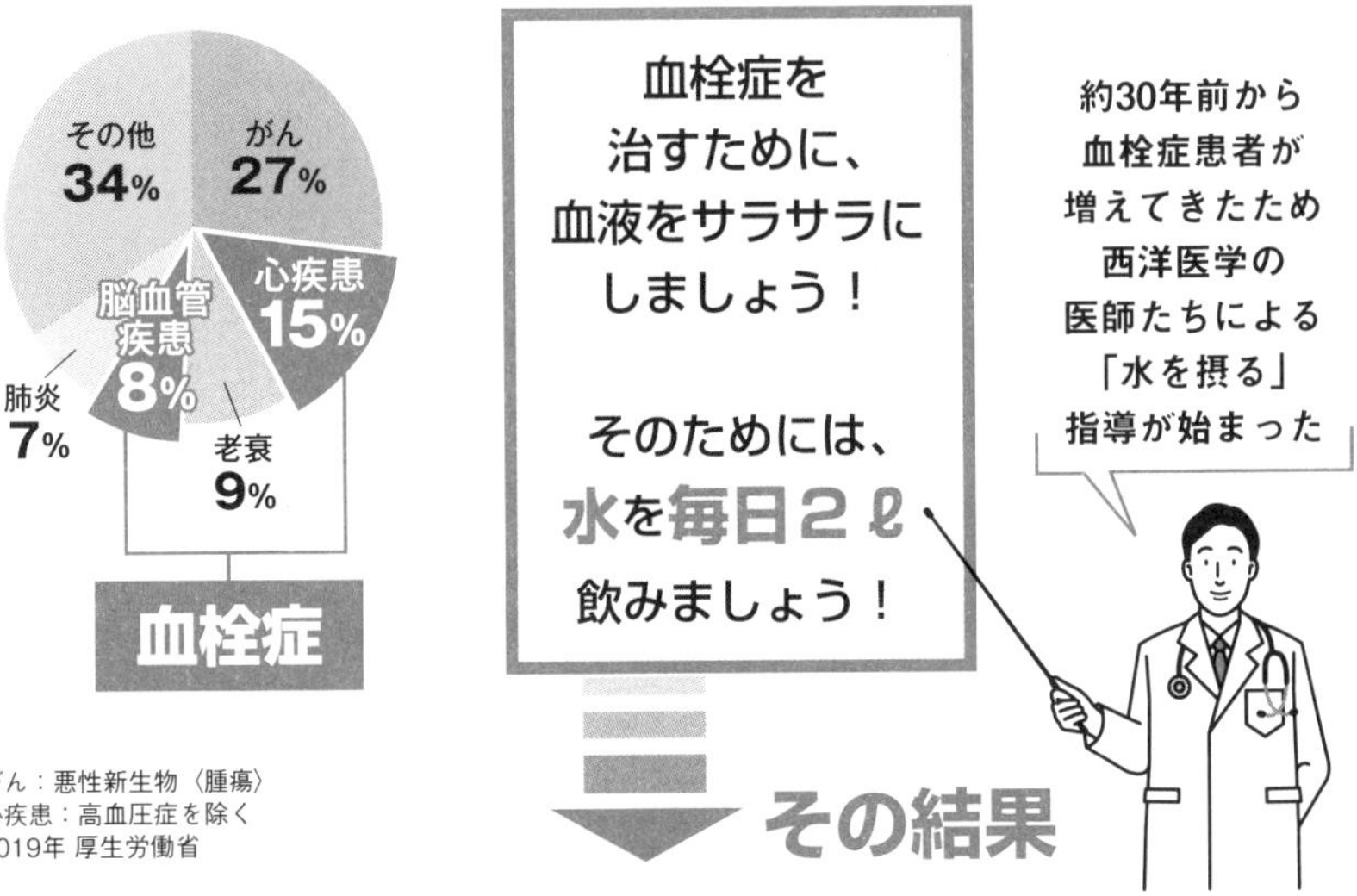

＊がん：悪性新生物〈腫瘍〉
＊心疾患：高血圧症を除く
2019年 厚生労働省

図2　死因別にみた死亡率の年次推移（1957年〜2019年）

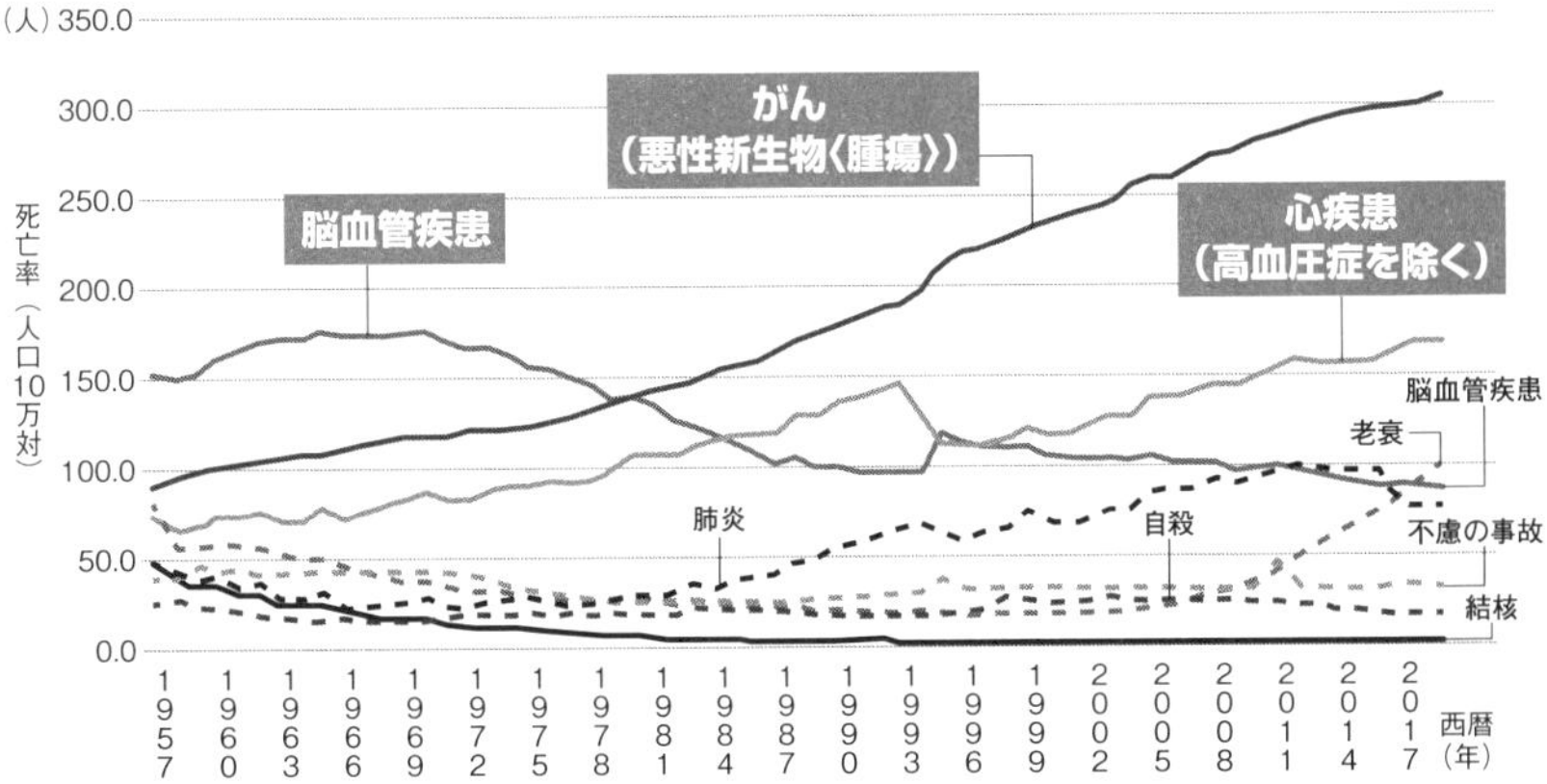

主な死因別にみた死亡率（人口10万人対）の年次推移
（厚生労働省データより作成）

血栓症は減るどころか、増えている！
しかも、水分の摂りすぎは「水毒」を引き起こし
さまざまな不調を誘発している可能性がある

「水毒《すいどく》」とはなにか

雨も降りすぎると洪水が起こるし、植木に水をかけすぎると根腐れを起こす。

私たちの体も同じで、体外の大気中に湿気（水分）が多いと不快指数が上がる。体外に水分が多くても、不快指数が上がるのだから、飲みたくもない水分を体内に無理やりに摂り込むと、不快なだけでなく種々の不調が起こってくるのは、当然である。

体内に摂り入れられた水分が過不足なく、尿や汗などで排泄されるなら問題ないが、体内（の細胞外液として）にたまると、さまざまな不調や病気を惹起《じゃっき》する（図3）。

要するに、**生命にとって、空気の次に大切な「水」も摂りすぎると「毒」になる**のである。

この状態を漢方医学では、2000年も前から「水毒」として警告を発してきた。

西洋医学でも「水中毒」（water intoxication,toxin = 毒）という表現をしている。

もちろん水は人間にとって大切なものであるから摂取しなければいけない。が、体が欲していないのに漠然と水を大量に飲むと、うまく排泄できずに体内の各所に水分がたまり、「冷え」の原因にもなってしまう。

体温が下がれば、免疫機能を持った白血球の働きが悪くなり、腸や腎臓などの内臓機能が低下するため、免疫力が下がり、水太り、内臓への負担、そして発病へとつながっていく。

宇宙の原則、小宇宙にたとえられる人体の健常性は、「出す」ことを先にすることで保たれている。

生命にとってもっとも大切な空気（酸素）も、息は「吐（呼）いてから吸うべし」ということで「呼吸」というのである。

だから、**水分を摂るにしても、余分な水分をため込まないようにして、労働や運動、入浴などで上手に水分を排泄（発汗、利尿）した後に、水分を摂ることが大切**だ。

「水毒」のことをもっと詳しく理解してもらうためにも、体の水分の出入りについてのメカニズムを次項で紹介する。

「水」も摂りすぎると「毒」になる

図3 水はどれだけ飲んでもいい！　はウソ

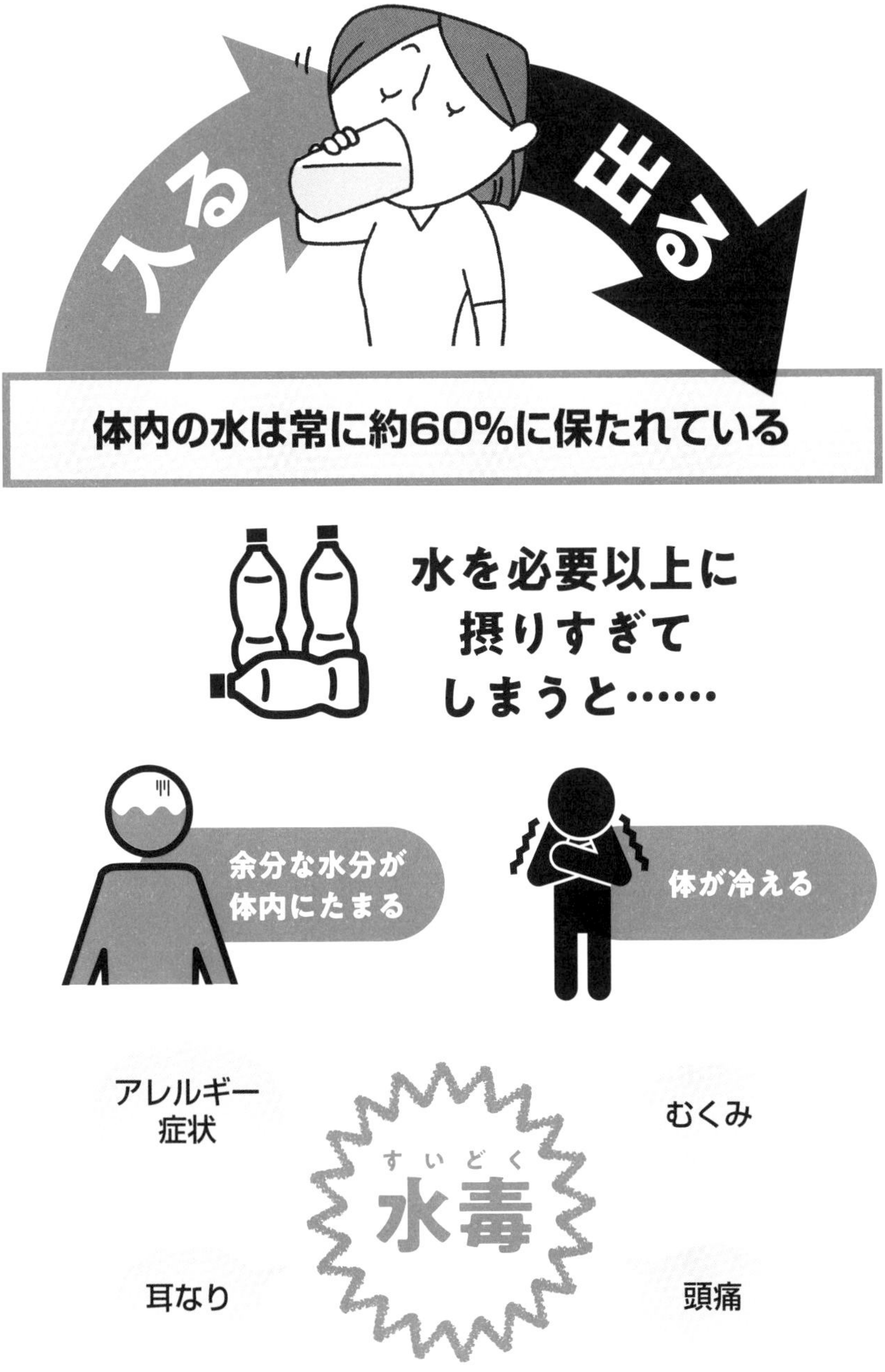

入る
出る
体内の水は常に約60%に保たれている
水を必要以上に
摂りすぎて
しまうと……
余分な水分が
体内にたまる
体が冷える
アレルギー
症状
むくみ
水毒《すいどく》
耳なり
頭痛

体内の水分の出入りについて

私たちの体内では、毎日水分が出入りしている（図4）。
この**水分の「出入り」のバランスが崩れたときに「水毒」が始まる**。

1日で私たちの体内に入ってくる水分は、合計で約2600ccだと言われている。

《1日で摂り入れられる水分量》

・口からの水分（水、お茶、ジュース等）……約1500cc
・固形の食物中に含まれる水分……約800cc
・食物中の糖や脂肪、タンパク質が体内の細胞で利用（酸化）された後にできる代謝水（酸化水）……約300cc

一方、1日で私たちの体外に排泄される水分は、合計で約2600ccである。

《1日で排泄される水分量》

・尿から……約1500cc
・皮膚からの蒸発……約600cc
・吐く息から……約400cc
・大便として……約100cc

水分や食物として口から〝摂り入れられた水分〟は、胃腸から血液中に入っていく。人体を構成する60兆個の細胞の中で糖や脂肪、タンパク質が利用された後に作られた「代謝水」も、結局は血液内に吸収される。

血液中に吸収された水分や種々の栄養素は、大きな血管（大血管）から小血管、そして毛細血管の順に移動して、末梢部に運ばれていく。

そして毛細血管の壁を形づくっている細胞と細胞の間をすり抜けて、血管外の細胞外液に移動し、そこから、細胞内に取り込まれる。

一方、細胞内で行われる種々の化学反応（代謝）に使われた、古くなった水分と老廃物は排泄される。

排泄される水分に関しては、順序としては、まず細胞内から細胞外の間質（細胞外液）へ出され、毛細血管の壁を形づくる細胞間をすり抜けて血管に入り、腎臓や肺に運ばれて尿や呼気として排泄される。

1日にこれだけの「水分」が出入りしている

図4 体と水の関係

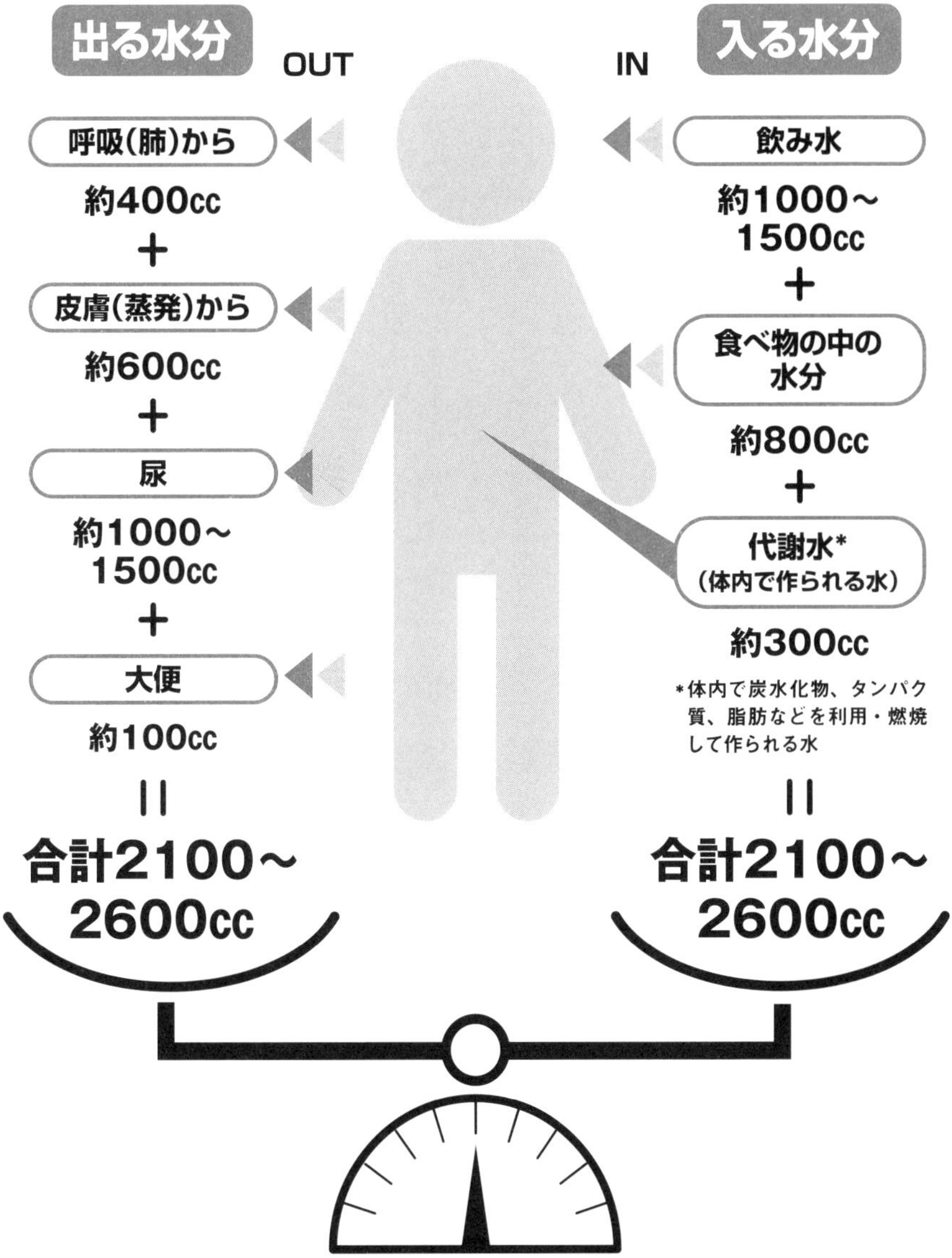

水分の「出入り」のバランスが崩れると「水毒」が始まる

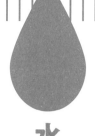

水分は細胞内に入らないと意味がない

「若々しくて美しい」さまを「みずみずしい」と表現する。「水もしたたるいい男」などという言葉もある。よって「水」は「若さ」と「美しさ」の代名詞的に用いられている。

古代ギリシャの哲学者であるアリストテレスも「老化とは乾燥への過程である」と喝破している。植物も枯れると水分が失われて乾燥することを考えると、言い得て妙の言葉である。

実際に、若い人の水分は多い。出生時や乳幼児期では水分が体重に占める割合は約70％で、成人の体内の総水分量は体重の約60％だ。

この**60％のうちの3分の2（40％）の水分は60兆個の細胞の中にある〝細胞内液〟にあり、残りの3分の1（20％）は細胞の外にある〝細胞外液〟に存在している**（図5）。

若い人は、このうちの細胞内液の水分が多い。が、年をとってくると細胞が水分を吸収する能力が落ちるので、水分が体重に占める割合が低くなり、水分不足＝老化が始まる。

そのため、皮膚をはじめ種々の内臓を構成している細胞内に水分を送り込み、細胞内液を満たす必要がある。

しかし、だからといって、水分をたくさん摂ればいいのだと短絡的に考えてはいけない。

じつは**「水毒」とは、細胞内液には十分に水分が存在していないのに、細胞外液に水分が過剰に存在している状態**なのである。

この細胞外液は、①血管を流れる「血液中の水分（血《けっ》漿《しょう》）」〈体重の5％〉、②血管外の細胞間のすきまを満たして体細胞の環境を整える役目をする「間質液」〈体重の15％〉により成っている。人体60兆の細胞は、この細胞外液に浸っているのである（図6）。

細胞内液にしっかりと水分を送り込むためには、血流をよくしてあげる必要がある。

そのためには、運動、入浴、マッサージが有効だ。十分な運動や入浴で体を温め、血液を十全に循環させないと、細胞外液にばかり水分がたまってしまう。

「水毒」は細胞外液に水分が過剰に存在している状態

図5 成人の体の水分量は約60%

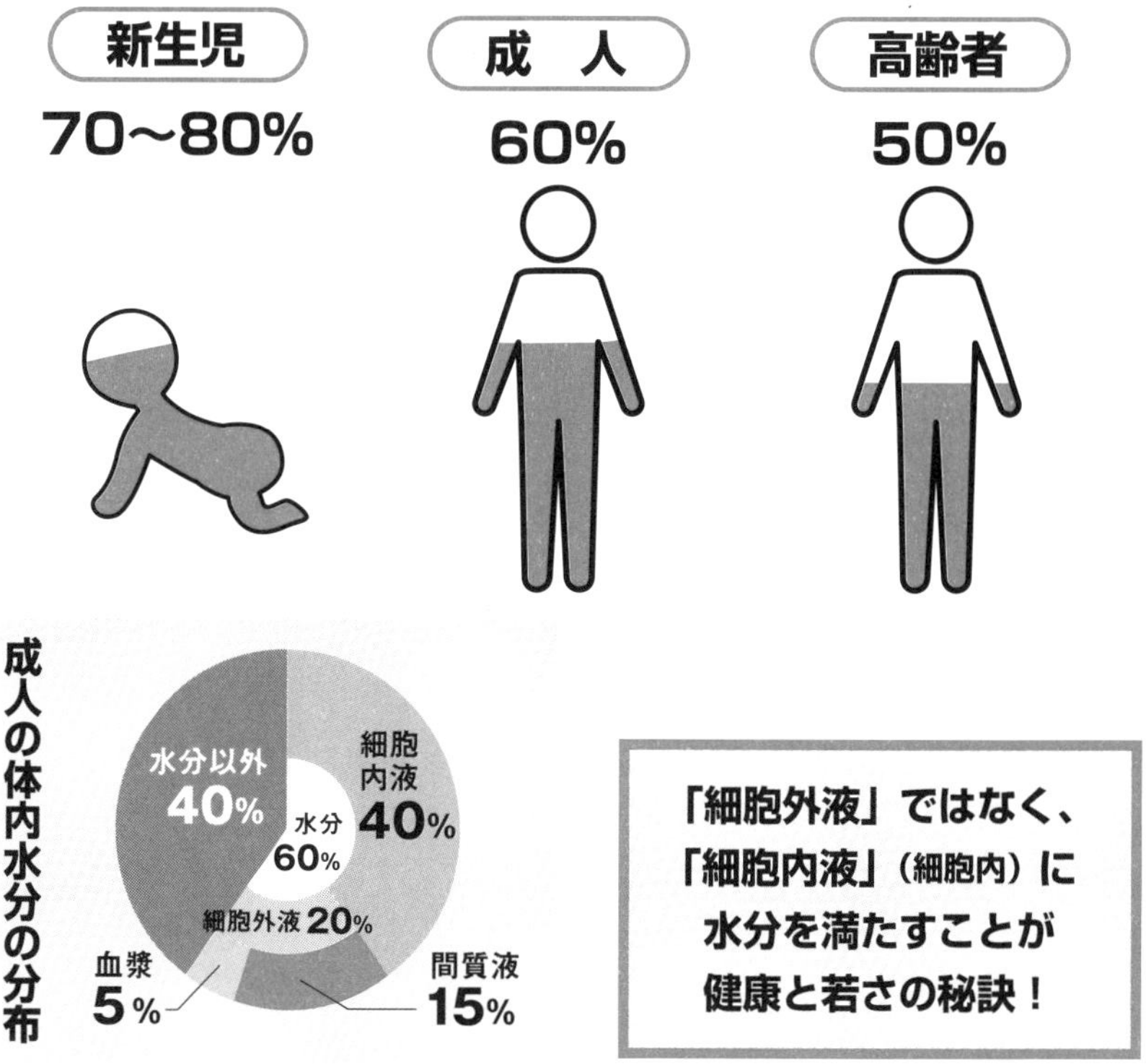

「細胞外液」ではなく、
「細胞内液」（細胞内）に
水分を満たすことが
健康と若さの秘訣！

図6 細胞内液にまで水を運ぶことが大事！

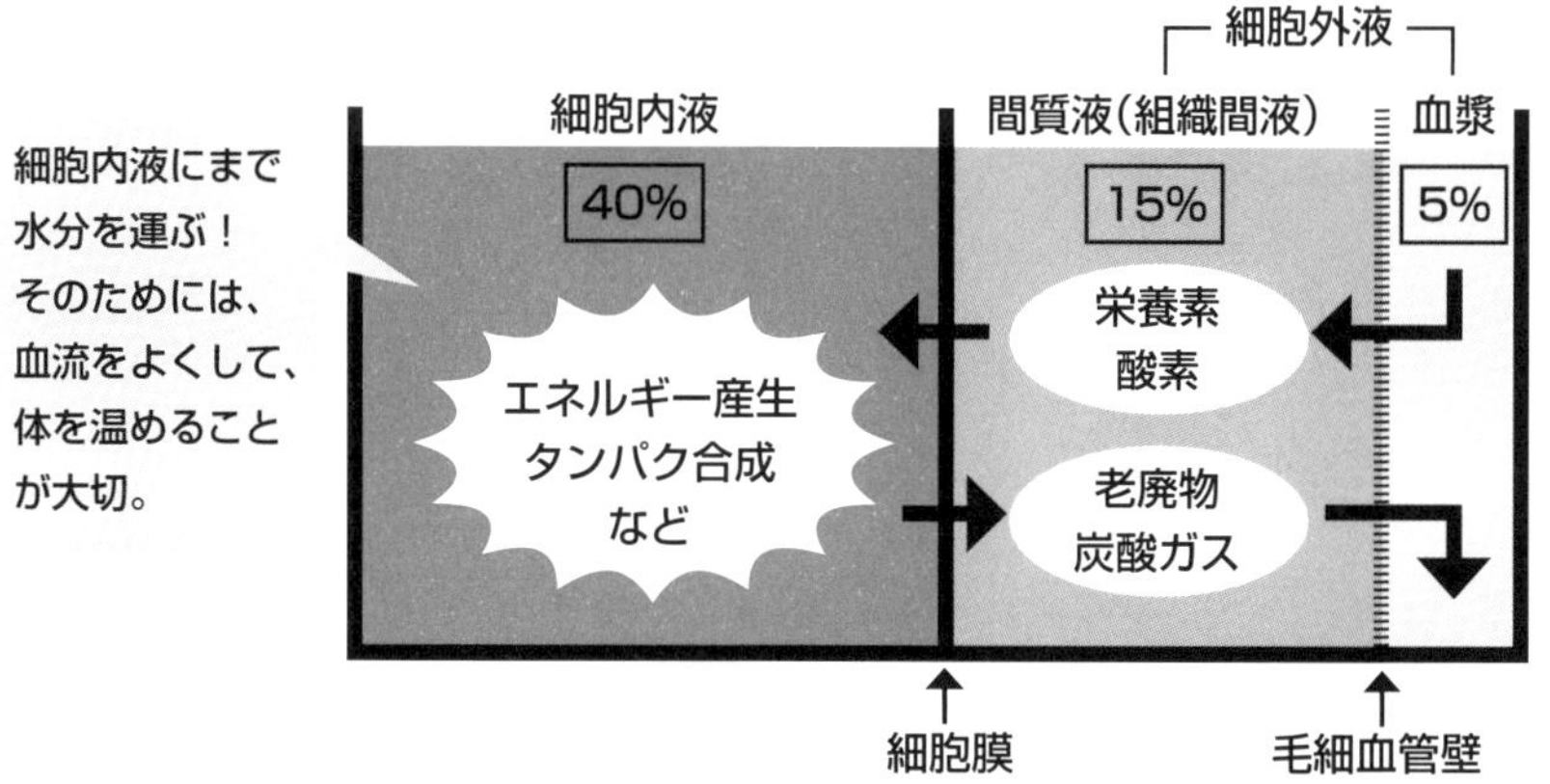

出典：大塚製薬工場「体液区分とその役割」より

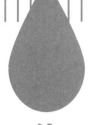

体内の水分過剰（水毒）を見分ける方法

まずは、自分の体の中で水分がたまっているかどうかを確認する必要がある。

「水毒」がある人は、次のような傾向があるので、ご自身に当てはまるかチェックしていただきたい（図7）。

まず、人体のあらゆる臓器は、36・5℃以上の体熱で快適に機能する。よって体内に体を冷やす余分な「水分」が存在すると、体外へ排出して体を温めようとする。

そのため、体内に水分が過剰にある人は、次のような症状が出てくる。

(1)くしゃみ、鼻水がよく出る。唾液《だえき》が多い

(2)よく下痢をする

ただし腸の中の水分で腸が冷えすぎて動きが悪くなり、便秘になることもある。

(3)頻尿《ひんにょう》

1日7~8回の排尿が正常。それ以上は頻尿。

(4)乏尿

1日3~5回の排尿しかない人は、冷却水を体内にため込んでいる可能性がある。

(5)寝汗をかく。運動、入浴以外でもすぐ汗をかく

水分が体にたまっていることで推測される外観やおなかの変化は、次のとおりである。

(6)まぶたや下肢にむくみがある

水分は重力により下方に移動、貯溜する。

(7)二重あご、下腹ぽっこり、下半身デブ、大根足

(8)舌の形がボテッとしている（舌のむくみ）

舌の辺縁がギザギザしている。舌がむくんで大きいため舌が歯を内側から圧迫して歯形がつく。

(9)振水音

動くと胃のところでポチャポチャと音がする。仰向けになり、右手の人差し指、中指、薬指、小指の先でみぞおちを叩くとポチャポチャと音がする。

(10)おなかを触ると冷たい

胃や腸に水分が多くたまっていると冷却水となって、おなかを冷やす。

なお、色白の人は、若いときは細身でも中年以降、「水太り」になる人が多い。

体内に水分が多い人の特徴

図7 水毒チェック

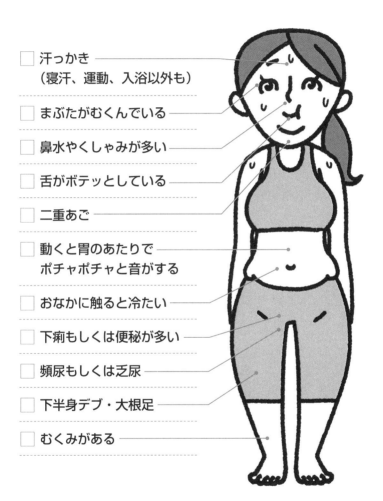

- □ 汗っかき（寝汗、運動、入浴以外も）
- □ まぶたがむくんでいる
- □ 鼻水やくしゃみが多い
- □ 舌がボテッとしている
- □ 二重あご
- □ 動くと胃のあたりでポチャポチャと音がする
- □ おなかに触ると冷たい
- □ 下痢もしくは便秘が多い
- □ 頻尿もしくは乏尿
- □ 下半身デブ・大根足
- □ むくみがある

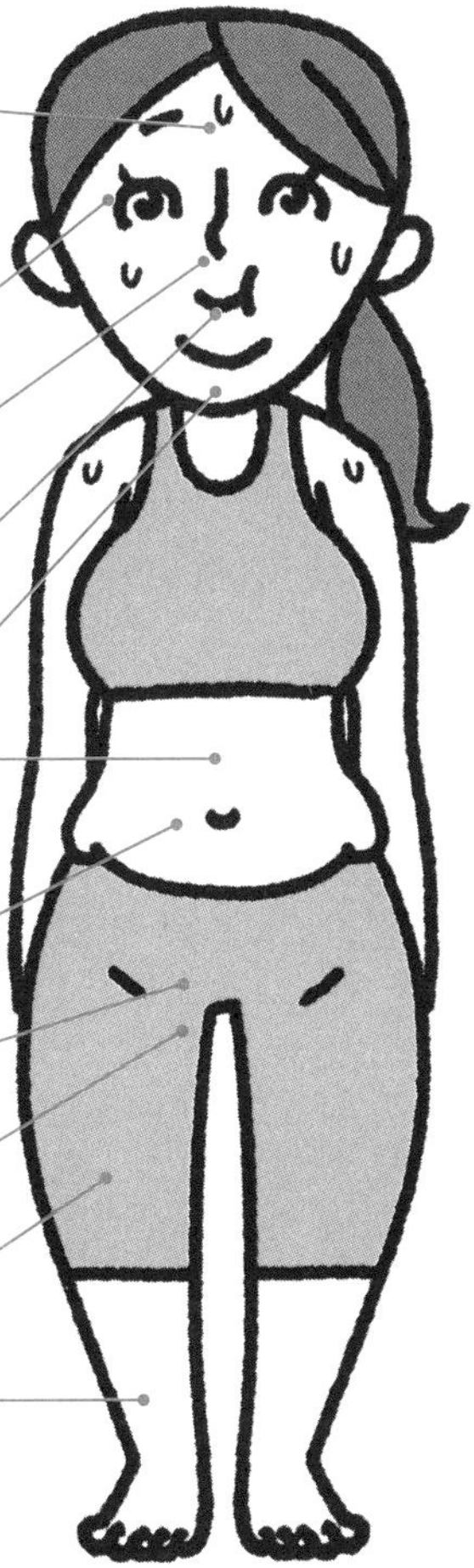

石原式〝冷・水・痛〟の三角関係図

私はよく、考案した「石原式〝冷・水・痛〟の三角関係図」を用いて、病気のメカニズムを説明している（図8）。「冷え」「水」「痛み」の事象はそれぞれ関連している。

＊「水」→「冷」

雨に濡れたり、水泳をした後に濡れた水着を着ていると体が冷える。また、体内に無理に水分を摂り入れると体を冷やす。

こういった経験のとおり、水は体を冷やす（水→冷）。

＊「冷」→「水」

人間は36・5℃前後の体温で、体内のあらゆる化学反応を遂行して、命の灯《ひ》を燃やして生きている。体が冷えると、生命や健康がうまく保てなくなるため、冷やす原因のひとつである**余分な「水分」を体外に出して、体を温めようとするメカニズムが働く**。

この反応が「下痢（水様便）」「（体温が下がる夜間の）頻《ひん》尿《にょう》」や「寝汗」「冷えて風邪をひいたときの、鼻水やくしゃみ、水様痰《すいようたん》」などである。

体内の余分な水分を捨てて体を温めようとしている反応だ（冷→水）。

偏頭痛もちの人がよく嘔吐《おうと》するのも、胃液という水分を捨て、体を温めようとしている様子だ。

だから、嘔吐、頻尿、くしゃみなどといった「水分」が体外に出てくるのは、体が冷えているか、水分を摂りすぎている証拠である。

＊「水」→「痛」

雨の日に、リウマチによる関節痛が悪化したり、神経痛が発症したりする。また、雨に濡れると体が冷えて風邪をひき、のどや頭に痛みが生じることがある（水→痛）。

また、寒い季節に体が冷えると関節が痛んだり、冷房がきいた部屋に入ると頭痛や腰痛が起こることがある（冷→痛）。

冷えて血行が悪くなると、冷えた部分（臓器、器官）の細胞からは、血管を拡張して血行をよくするプロスタグランディンやブラジキニンなどの物質を産出する。こうした血管を拡張する物質は「痛み」を起こさせるのだ。

このように「冷」「水」「痛」は、互いに関連している。

「冷え」と「水」と「痛み」は互いに関連している

図8 石原式“冷・水・痛”の三角関係図

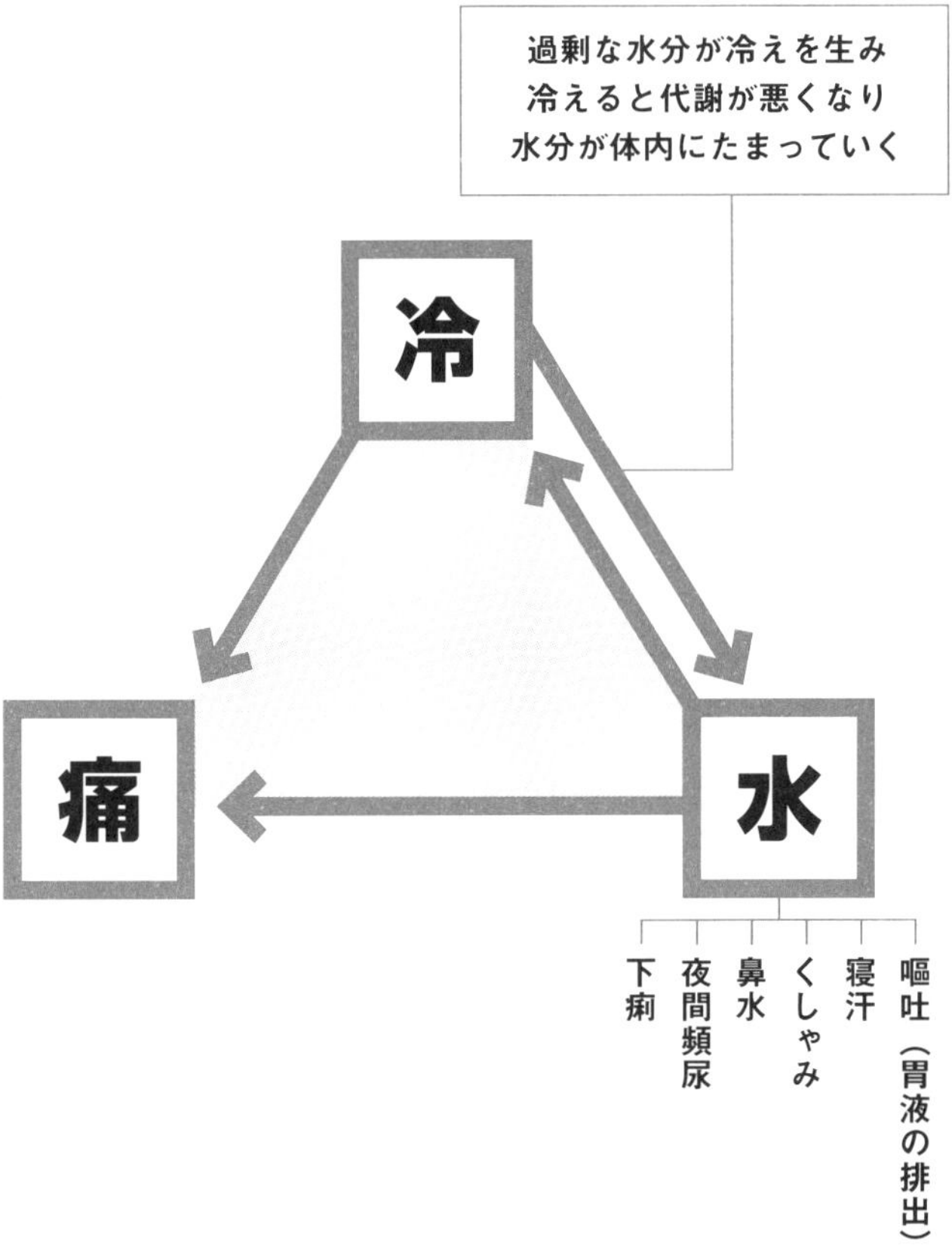

水→冷え	・雨に濡れると体が冷える ・風呂上がりにタオルでしっかりと体を拭かないと体が冷える ・水分を摂りすぎると、体が冷える
冷え→水	・寝冷えすると、下痢（水様便）をする ・冷えて風邪をひくと、鼻水やくしゃみが出る
冷え→痛み	・冷房がきいたところにいると、頭痛や腰痛が起こる ・寒い季節は関節が痛みやすい
水→痛み	・雨（水）が降る日には、手足の関節が痛む ・雨に濡れると体が冷えて風邪をひき、のどや頭が痛む(水→冷→痛)

「水」と「冷え」が引き起こす症状

「水」と「冷え」が体に与える影響を、もう少し詳しく見ていこう（**図9**）。

体内の水分が多くなったとき、体は冷える（水→冷）。

そのとき体は、体を温めるために「冷え」の原因である水分を排出しようとする。その働きで起こるのが汗や尿、嘔吐《おうと》、頻尿《ひんにょう》、くしゃみ、下痢などの症状だ。これで十分に水分が排泄できないときはアレルギー反応を起こす。もしこれらの、**体外へ余分な水を排出する動きが十分に行われなかった場合は、体内には余分な水分がどんどんとたまっていく**。

体に水分がたまることで症状としてあらわれてくるのは、肩こり、頭痛、めまい、耳なり、フワーッとした感じ、不安、不眠、動悸などの不定愁訴だ。最悪の場合「心不全」に陥る。

また、**体内に「水分」が多くなることと同様に、気をつけていただきたいのは「冷え」**である。

今、問題になっているのが、日本人の低体温化だ。

50年前に比べて日本人は1℃近く低体温化している。

健康な人の平熱は36・5～37・1℃だと言われているが、現代では36℃以下という「低体温」の人が増えているのだ。

体温が1℃低下すると代謝は約12％減衰する。よって、糖や脂肪が十分に燃焼処理できず燃え残って「高血糖（糖尿病）」や「高脂質」となり、その結果「高体重（肥満）」「高血圧」というメタボリック・シンドロームに罹患《りかん》する。「metabolism」＝「代謝」なのだから「メタボリック・シンドローム」は「低代謝症候群」さらに換言すれば「低体温症候群」ということになる。

同じく**体温1℃の低下で免疫力は約30％低下する**とされている。そのため体が冷えると肺炎、アレルギー、免疫異常の病気など、ありとあらゆる病気に罹《かか》りやすくなる。がん細胞も35℃でもっとも増殖し、39・6℃以上になると死滅することもわかっている。

がん、心筋梗塞、脳梗塞、糖尿病など、ありとあらゆる現代文明病の背景に日本人の「低体温化」が存在するといっても過言ではない。

「水」と「冷え」によって引き起こされる可能性がある病気・症状

図9 余分な水がたまった体に起こる不調

体内にたまった余分な水分を外に出そうとする反応で起こる症状

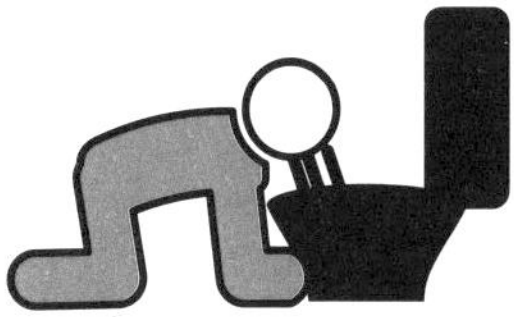

嘔吐、頻尿、くしゃみ、下痢、
アレルギー疾患、
ヘルペス（帯状疱疹《たいじょうほうしん》） など

排出しきれず余分な水分が体内にたまっていくことで起こる症状

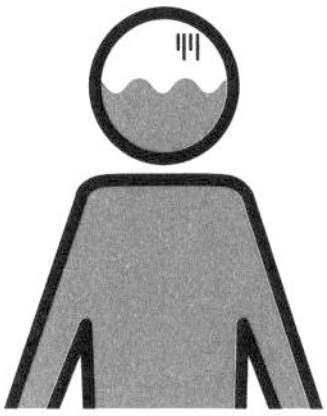

肥満、むくみ、肩こり、めまい、耳なり、
難聴、フワーッとした感じ、不安、不眠、
動悸、緑内障、近視、水虫 など

湿気（水）や冷えが原因で起こる“痛み”の症状

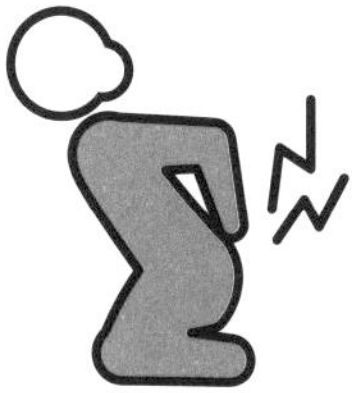

リウマチ、神経痛、関節痛、腰痛、
偏頭痛 など

“冷え”によって引き起こされる症状
（冷えの要因の１つは水分の摂りすぎ）

心筋梗塞、脳梗塞、糖尿病、高血圧、
高血糖、肺炎、アレルギー疾患、
自律神経失調症、うつ病、てんかん、
頻脈、不整脈、がん など

体を冷やす6つの要因

体の冷えは、あらゆる病気を引き起こす可能性があると前項で述べた（図10）。ここでは現代人の低体温化（体の冷え）の主な6つの要因をあげる（図11）。

(1) 水分の摂りすぎ

石原式〝冷・水・痛〟の三角関係図からもわかるように、水分を摂りすぎると体温が低下する（水→冷）。

(2) 筋肉運動・労働の不足

体温の40％を産生するのは筋肉だ。交通機関の発達による歩く時間の減少や、電気洗濯機、電気掃除機など家電製品の普及による肉体労働の不足は、筋肉を動かす機会を減少させた。

(3) 体を冷やす食物の摂りすぎ

漢方医学には、食べると体を温める食物（漢方でいう陽性食品）と体を冷やす食物（同じく陰性食品）が存在する。

今の日本人は、体を冷やす陰性食品を摂りすぎて低体温化を招いているという一面もある。

(4) 行きすぎた塩分の制限

約60年前に、東北の人々が塩分摂取過剰により高血圧や脳出血に罹患《りかん》する人が多かったことを理由に、全国的に減塩運動が展開された。

しかし東北の人々が塩分を多く摂っていたのは、塩分は体を温める作用があるからだ。

現在3分の1以下の塩分摂取に抑えられた東北の人々は低体温化し、うつやリウマチなどの病気が増えている。しかも高血圧罹患数は減っていない。

(5) シャワーだけで済ませる

シャワーの入浴では体温を上昇させる効果はない。湯船につかる入浴だと、10分もすると体温は約1℃上昇する。しかも内臓や筋肉の代謝も上昇し体温上昇がつづく。

(6) エアコン（冷房）のあたりすぎ

約50年前までの日本にはエアコンなどなく、夏は現代人の5倍や10倍の大量の汗をかいて体温調節をしていた。が、いまはどこでもエアコンが作動している。

室内と屋外の温度差が大きい場所を行き来すると、自律神経の機能がおかしくなり体温調節ができなくなり、さまざまな体の不調を引き起こしてしまうことになる。

「冷え」は万病のもと！

図10 体温が1℃低下すると免疫力は約30%低下する

36.5℃〜37.1℃	健康体、免疫力旺盛
36℃	ふるえることによって熱産量を増加させようとする
35.5℃	日常的につづくと、排泄機能低下、自律神経失調症、アレルギー症状
35℃	がん細胞がもっとも好む体温
34℃	溺れた人が救助された後に生命の回復できるかどうかのボーダーライン
30℃	意識不明、心拍数減少

もし体温が1℃下がったら

- 免疫力　約30%低下
- 基礎代謝　約12%低下
- 体内酵素　約50%低下
- 低体温を好む、がん細胞が働く

図11 日本人が低体温化する6つの理由

①水分の摂りすぎ

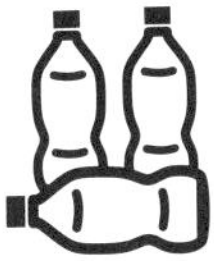

水分の正しい摂り方

88ページ ➡

②筋肉運動・労働の不足

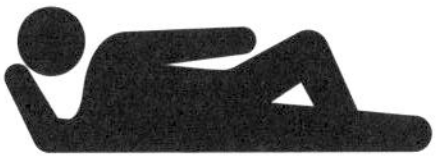

オススメの運動法

110〜115ページ ➡

③体を冷やす食物の摂りすぎ

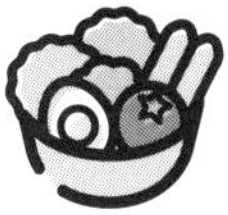

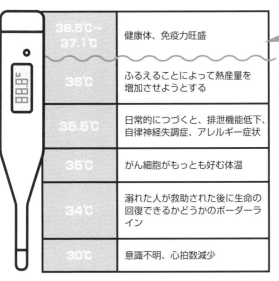

水分をため込まない食事法

98〜109ページ ➡

④行きすぎた塩分の制限

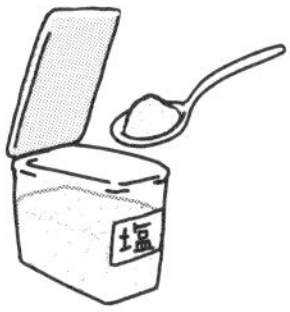

⑤シャワーだけで済ませる

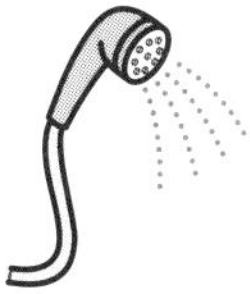

入浴法

116〜121ページ ➡

⑥エアコン（冷房）のあたりすぎ

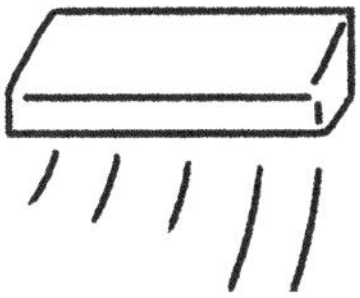

脱水症状は滅多なことでは起こらない

「毎日水を２ℓ飲みましょう」「水はたくさん飲めば飲むほどよい」などと言われつづけてきた人は、私が本書で伝えていることをなかなか受け入れにくいかもしれない。

だがハッキリと言いたいのは**「水分をたくさん摂ることのメリットはほぼない」**ということだ。

「水を飲めば、脱水症状を防げるから良いのではないか？」という考えもある。

とくに老人は「脱水症状」を感じにくいので、あらかじめ水分を摂るようにと指導されている。

しかし、「脱水」というのは滅多なことでは起こらない。

「脱水」状態が発生するのは、激しい下痢や嘔吐《おうと》、長時間の運動や労働（とくに暑熱下）での大量の発汗、何日間もの飲食物の制限、大出血などのときだ。

だから脱水の状態になることは稀《まれ》である。

脱水の症状としては、激しい口渇（のどの渇き）、皮膚や粘膜の乾燥、血圧の低下、衰弱感、精神障害などが起こる。

その前に、小便がほとんど出なくなる。

小便が出ていないときに脱水症状を意識するくらいの気持ちでいていただきたい。

また、「のどが渇く」ことを、水を飲む目安にされている人もいらっしゃるかもしれない。

確かに、人体を構成する60兆個の細胞から「水分をもっとくれ」という信号が発せられたときに、口渇（のどの渇き）が生じて、水分を多く摂りたくなる。

が、気をつけたいのは、体内（細胞外液）には水分がたっぷりとあるのに、体内の細胞内にまで十分に水分が行き届いていないがために「のどが渇く」ケースがあるということだ。

このとき、**細胞内にまで水分が吸収されるような対策をなにもせずに「のどが渇く」ままに水分を摂ると、余計に水毒が悪化することになる。**

水分を摂るときは、細胞内にまで行き届くように、運動や入浴で体を温め、血液を十全に循環させるようにしてから飲んでいただきたい。

第2章

水が引き起こす病気・症状メカニズムを知れば必ず解消できる！

肥満（水太り）

腹部に脂肪が多く太鼓腹型の肥満は「リンゴ型肥満」。下腹部から尻や太ももに脂肪が多い**下半身デブ型の肥満は「洋ナシ型肥満」**と分類されている。

肥満のタイプは、図12の式で計算できる。

「リンゴ型肥満」の人は、便秘や高血圧の傾向があり、血液中のコレステロール、中性脂肪、血糖などが多く、脳卒中、心筋梗塞、糖尿病などにかかりやすい。

このリンゴ型の肥満を改善したいときには、漢方では2000年来、大・小便、汗の排泄をよくして減量を図る「防風通聖散《ぼうふうつうしょうさん》」が用いられている。

一方、**「洋ナシ型肥満」は「水太り」**といってもいい。水をビニール袋に入れて、上から吊り下げると下方が膨らむことを考えていただけたらわかりやすいだろうか。女性の肥満は、ほとんどが「洋ナシ型肥満」である。

洋ナシ型肥満は、水分摂取が多いが、尿や汗での水分排泄が悪いことによって起こる。こうした「水太り」をはじめ、体内に水分が多い人は、「少し動いただけ」「食事をするだけ」で汗をかく人が多い。体内に水分が多くて体が冷えているため、水分を体外に排泄して体を温めようとしているからだ。

洋ナシ型肥満の人が減量をしたいとき、私は2つの方法を提案している。

1つ目は、漢方の処方だ。「洋ナシ型肥満」は、冷え（体温低下）と水毒が原因のため、「防已黄耆湯《ぼういおうぎとう》」という漢方薬が処方される。体を温める「ショウガ」「大棗《なつめ》」と、尿の出をよくする「黄耆《おうぎ》」、「白朮《びゃくじゅつ》」、「防已《ぼうい》」から成る。

2つ目は、漢方医学の「相似の理論」に沿った食材を食すことだ（図13）。この理論は簡単にいうと、「同じような形をしたものは同じような働きをする」というものである。

実際に肥満の人は、水やお茶、パン、洋菓子、サラダやバナナといったフワーッとした物ばかり食べている人が多い。そのため、やせたいのであれば、ゴボウ、ニンジン、リンゴ、黒ゴマ、玄米、漬物、せんべい、かりんとうなどといった硬くて、水分含有量が少ない、色の濃いものを食べることをオススメしている。

洋ナシ型肥満の人は、水分の摂りすぎ注意！

図12 体重と水分

肥満タイプ ＝ ウエスト（　　）cm ÷ ヒップ（　　）cm

男性1.0
女性0.8
以上の場合

男性1.0
女性0.8
未満の場合

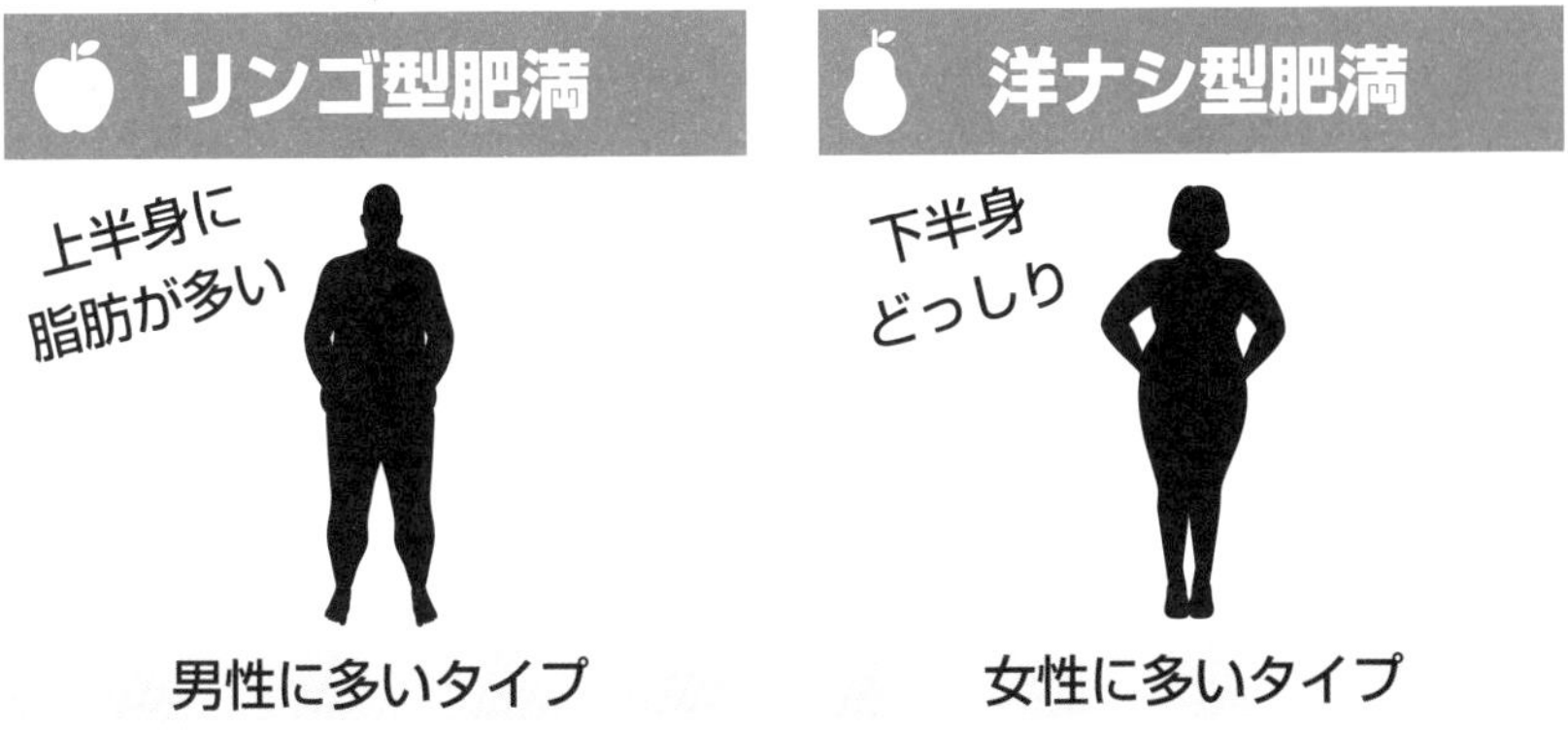
リンゴ型肥満
上半身に
脂肪が多い
男性に多いタイプ
洋ナシ型肥満
下半身
どっしり
女性に多いタイプ

図13 やせたいときにオススメの食材

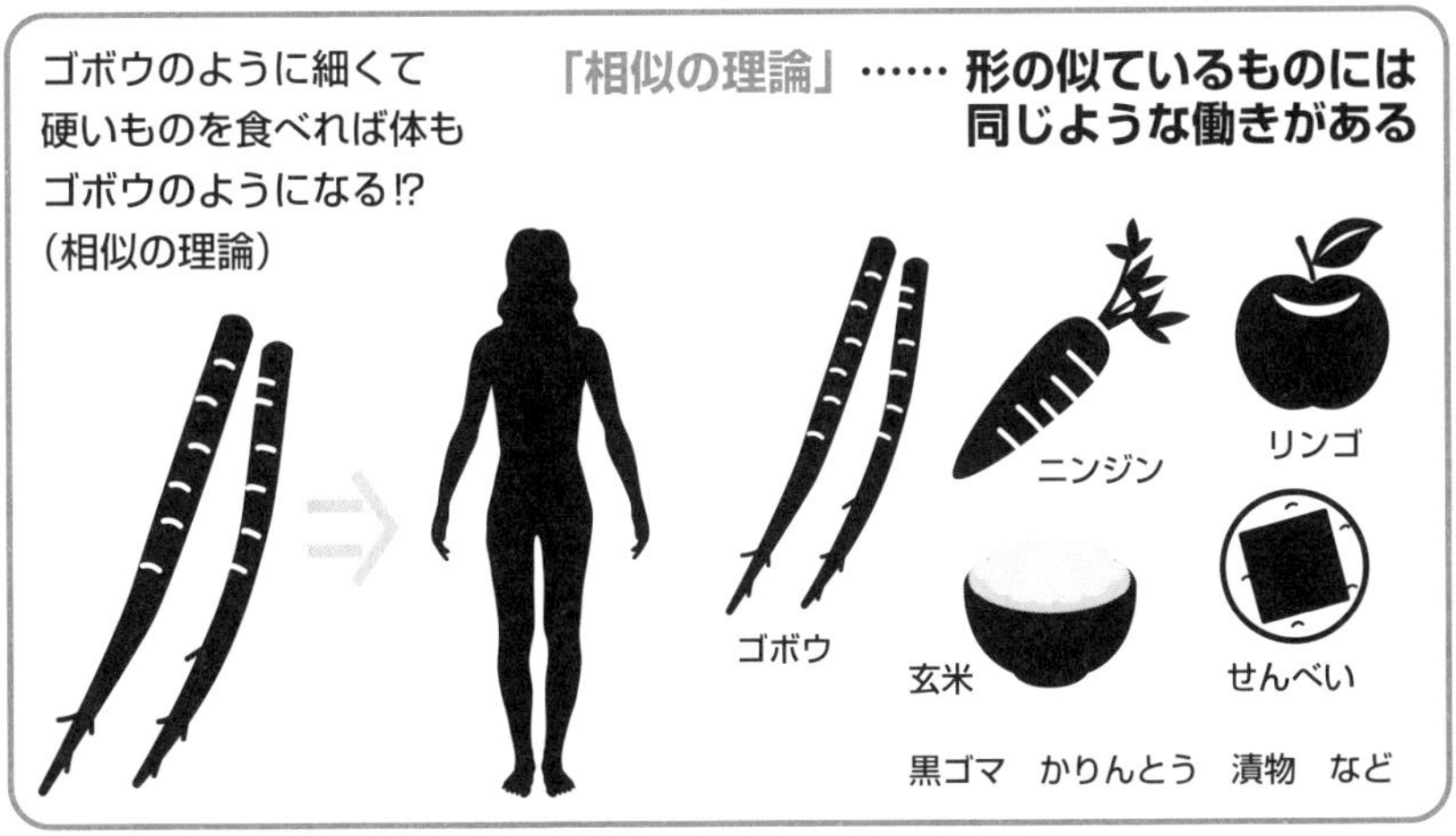
ゴボウのように細くて
硬いものを食べれば体も
ゴボウのようになる⁉
（相似の理論）
「相似の理論」……形の似ているものには
同じような働きがある
ゴボウ
ニンジン
リンゴ
玄米
せんべい
黒ゴマ　かりんとう　漬物　など

リウマチ・神経痛・腰痛・偏頭痛

寒い季節や雨の日には、リウマチや神経痛、腰痛、偏頭痛などの「痛み」が悪化しやすい。

石原式三角関係図でもわかるように、**冷えると、発汗、排尿が少なくなり水毒になることによって、痛みが伴う。**入浴、温泉浴、サウナ浴や、患部をタオルなどで温湿布すると、痛みが軽減することが多いことからも、「痛み」は、「冷え」と「水毒」によって起こるものだといえる。

これらの「痛み」の対処法として推奨しているのは、次の3つである。

①体を温めること
②「痛み」に対する民間療法（図14）
③3つの漢方

③の3つの漢方のうち1つは、風邪薬で有名な「葛根《かっこん》湯《とう》」である。葛根湯は風邪の諸症状の他にも「頭痛、肩こり、筋肉痛、手や肩の痛み」にもよく効く。その理由は、体を温める桂枝《けいし》（シナモン）、生姜、大棗《たいそう》（ナツメ）などの他、葛根《かっこん》（クズの根）、麻黄《まおう》（マオウ）、芍薬《しゃくやく》などの発汗・排尿をよくする成分が含まれているからだ。

また2つ目の「**五苓散《ごれいさん》**」は、水毒の症状がある人にもっともすすめている漢方薬である（詳しくは86ページ）。文字通り5つの生薬よりできており、そのうち4つに利尿作用がある。そのため、むくみや下痢に奏功し、「頭痛」や「腹痛」にもよく効く。

3つ目は、「関節痛や神経痛、湿気や体の冷えによる痛み（つまりリウマチの症状）」に効くとして2000年来、用いられてきた「**桂枝加苓朮附湯《けいしかりょうじゅつぶとう》**」だ。これもやはり、利尿作用のある「附子《ぶし》」、「朮《じゅつ》」、「茯苓《ぶくりょう》」、「芍薬」と、体を温める「桂枝」「生姜」などの生薬で作られている。

西洋医学の「痛み止め」は、痛みを一時的には止めてくれるが、体を冷やす作用を併《あわ》せもっていることが多い（鎮痛・解熱剤ともいわれる）。

そのため根本的な痛みの解決にはならないばかりか、「冷え」→「痛み」から明らかなように、いったんは痛みが落ち着いたとしても、すぐに新たな痛みが起きる心配がある。

「痛み」に対する民間療法

図14 「痛み」があるときは、体（患部）を温め、発汗、利尿を促そう

1 クズ粉を入れた生姜紅茶を飲む

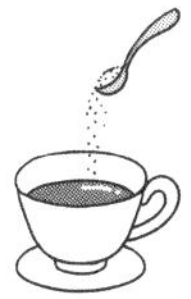

生姜紅茶にクズ粉（保湿・発汗作用あり）3gを入れて飲む。

生姜紅茶の作り方 94ページ

1日2〜4杯

2 ネギを加えた生姜湯を飲む

《作り方》

❶ ネギ10gを刻み、湯香茶碗に入れる。
❷ そこにすりおろし生姜をガーゼでしぼり、10〜15滴加える。
❸ ❷に熱湯を茶碗に半分くらい注ぐ。

1日2〜3回

3 玉ネギ卵かけごはん

《作り方》

❶ 玉ネギ半分を刻み、卵１個と一緒に茶碗に入れてかき混ぜる。
❷ その上に醤油と唐辛子（1、2本を刻む）を加える。
❸ ❷を、熱いごはんにかけて食べる。

4 ネギの味噌汁

《作り方》

❶ ネギを細かく刻む。
❷ ネギと同じくらいの分量の味噌と混ぜる。
❸ ❷をドンブリに入れて熱湯を注ぎ、飲んで寝る。

5 入浴

生姜もしくはニンニクを50ｇすりおろして、布袋に入れて湯船につけて入浴する。

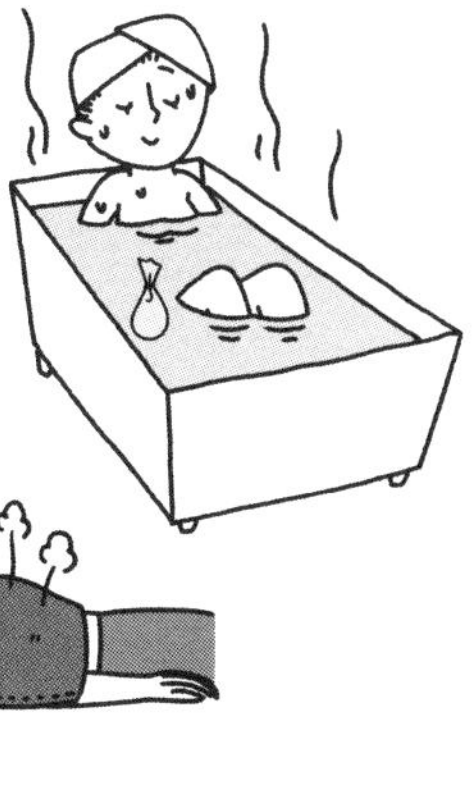

6 温湿布

湯を入れた洗面器にタオルをつけ、軽くしぼって、患部を5〜10分、温湿布する。

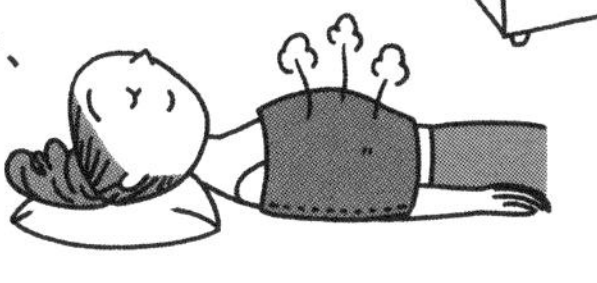

アレルギー疾患

アレルギーとは、「本来は病原体を排除するための免疫反応（抗原・抗体反応）が、生体に有害な結果をもたらすように働く現象」のことである。

西洋医学では、「アレルギー現象は、花粉やハウスダストなどのアレルゲン（抗原）が体内に侵入してくると、それを迎え撃つためにリンパ球が作り出す抗体（免疫グロブリン）と結合し、抗原抗体複合物が作られる。これが体内のマスト細胞を刺激してヒスタミンなどを遊出させ、その結果、気管支の痙攣《けいれん》が起こり、皮膚血管の透過性が増して、喘息《ぜんそく》やじんま疹《しん》、湿疹が惹起《じゃっき》される」と説明されている。

もちろん、そのとおりなのであるが、アレルギーの症状を漢方医学的にみると、面白いことに気づく。

《アレルギー疾患と症状》

アレルギー性結膜炎…涙、まぶたのかゆみ
鼻炎…………くしゃみ、鼻水
喘息…………水様痰《すいようたん》の喀出《かくしゅつ》
じんま疹・湿疹……湿（水分）の体外への排出
腸炎…………下痢（水様便）

アレルギー疾患による症状は、すべて、体外への水分の排泄現象ということがおわかりいただけただろうか。

つまり**アレルギーは、体が冷えて、体内に余分な水分をためこんでいる水毒の人が起こす症状**なのである。

このようなアレルギー疾患などの症状があるときには民間療法（図15）と、2000年も前から用いられてきた「小青龍湯《しょうせいりゅうとう》」という漢方薬がおすすめだ。

「小青龍湯」の構成生薬は、桂皮（シナモン）、生姜など〝体を温める〟成分と、半夏《はんげ》、五味子《ごみし》、芍薬《しゃくやく》、細辛《さいしん》、麻黄など5つの〝利水剤〟（尿や汗で、体内の水分を排泄する作用）より成っている。

よってアレルギー性鼻炎、気管支喘息、気管支炎などの他、くしゃみ、鼻水、湿疹、水疱《すいほう》、涙嚢《るいのう》、唾液分泌過多症など「水毒」による症状、病気に用いられてきた。

構成生薬の作用（効能）から、こうした症状や疾病が「冷え」と「水毒」より起こっていることが証明できる。

アレルギーに対する民間療法

図15 アレルギーの疑いがあるときは、体を温め、発汗、利尿を促す

1 不必要な水分摂取、体を冷やす青・白・緑色などの陰性食物の摂取は控える
（98ページ）

2 体を温める陽性食品と塩分をしっかりとる
（98ページ）

3 抗アレルギー食品である、ニラ、ニンニク、ネギ、玉ネギなどのアリウム属の野菜やヨードを含む海藻類を食べる

レバニラ炒め、ニラの卵とじ、ヒジキ、レンコンの炒めものなどを常食するとよいだろう（卵アレルギーの人は卵不可）。

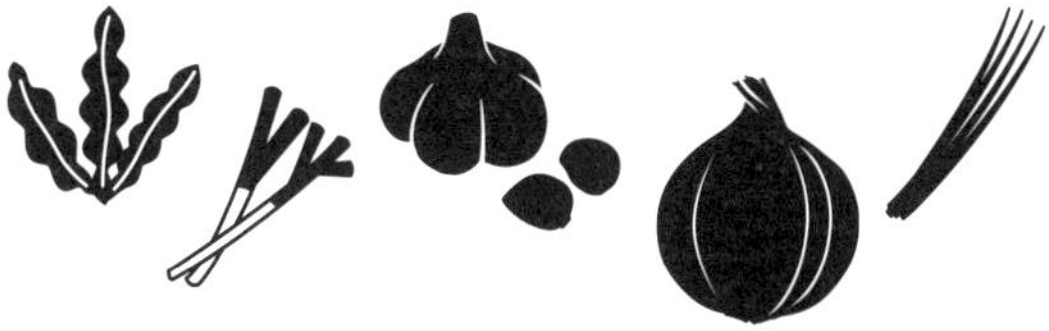

4 黒砂糖またはハチミツ入りの生姜紅茶を毎日3杯以上飲む

発汗、利尿を促すだけでなく、黒砂糖には去痰《きょたん》作用もある。

5 ウォーキングなどのスポーツ、入浴、サウナ、岩盤浴

体を温め、発汗、利尿を促す。入浴のときは、湯船に自然塩をひとつかみ入れる塩風呂や、１かけの生姜をすりおろして布袋に入れ湯船につける生姜風呂がよい。

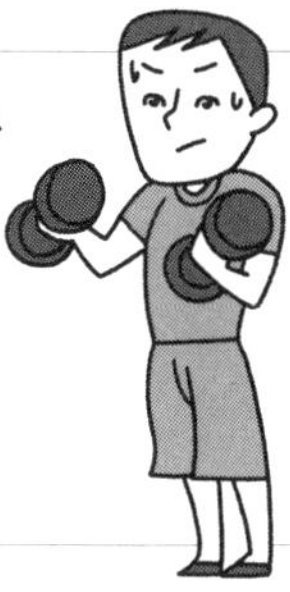

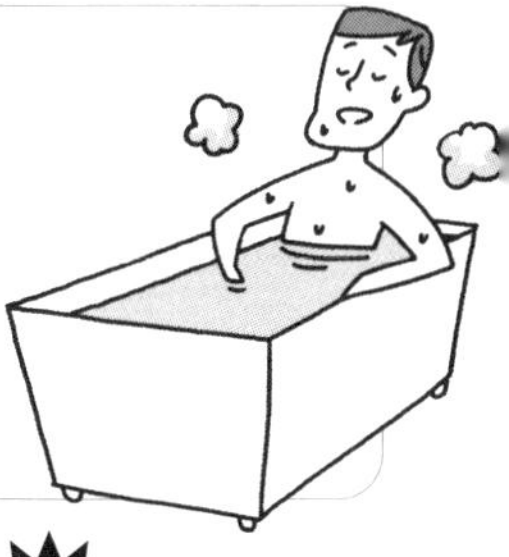

6 夏は海水浴に行き、陽性の「塩」と「太陽光」で体を芯から温める

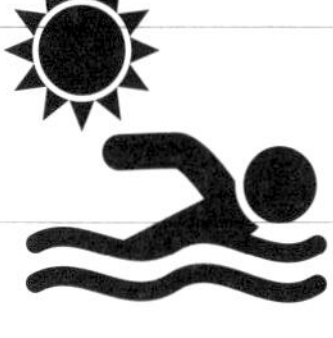

ヘルペス（帯状疱疹《たいじょうほうしん》）／耳なり・めまい・難聴・メニエール症候群

ヘルペス（帯状疱疹）

小児期に感染した「水痘《すいとう》」のウイルスが、神経節に潜伏し、成人になってから、疲労、ガン、腎臓病、肝臓病、糖尿病などの慢性病により免疫力が低下したときに再活性化して、ヘルペスが生ずるとされている。

確かに免疫力が低下しているときにも発生してくるが、ヘルペスに罹患《りかん》する人をよく観察していると、お茶・水・炭酸水などの水分摂取過多の人がほとんどだ。

体内の余分な水分を「水疱《すいほう》」として、体外に排泄している状態とみてもよいだろう。重症のアトピー（湿疹＝水毒）の人にヘルペスがよく併発してくることからも、ヘルペスは水毒の1つと考えられる（図16）。

ヘルペスになると、体の片側だけ、座骨神経、肋間《ろっかん》神経、顔面神経などの神経に神経痛様の激痛が生じる。それが数日から1週間続き、神経に沿って紅斑《こうはん》が出現して数日後に水疱が多発する。

ふつう、水疱は10日ぐらいで「びらん」となり「痂皮《かひ》（かさぶた）」化して2～3週間で治る。

ただし、高齢者の場合、数週間～数年の長期にわたりつらい痛みがつづくことがあり、そうなると痛み止めも効きにくい。

耳なり・めまい・難聴・メニエール症候群

日頃、不必要に水やお茶などの水分を摂る人、運動や筋肉労働が不足し、体温も低下しがちで、発汗、排尿が十分でない人は、体内に余分な水分がたまりやすい。

そうなると**内耳のリンパ液（という水分）も多くなる。**耳の奥の内耳のリンパ液は、平衡感覚を調節しているため、水分が過剰にたまると平衡感覚の調節がうまくいかず「めまい」を起こす。

また、耳なりや突発性難聴も生じてくる。こうした症状が揃うと「メニエール症候群」と診断されるが、この病気ではよく「嘔吐」を伴う。体内の水毒を、胃液を捨てて改善しようとする反応である（図17）。

帯状疱疹も耳の不調も、水分過多が１つの要因

図16 免疫力の低下と水分過多によってヘルペス（帯状疱疹）になる

片側だけに
痛み
赤い発疹
水疱
ができる

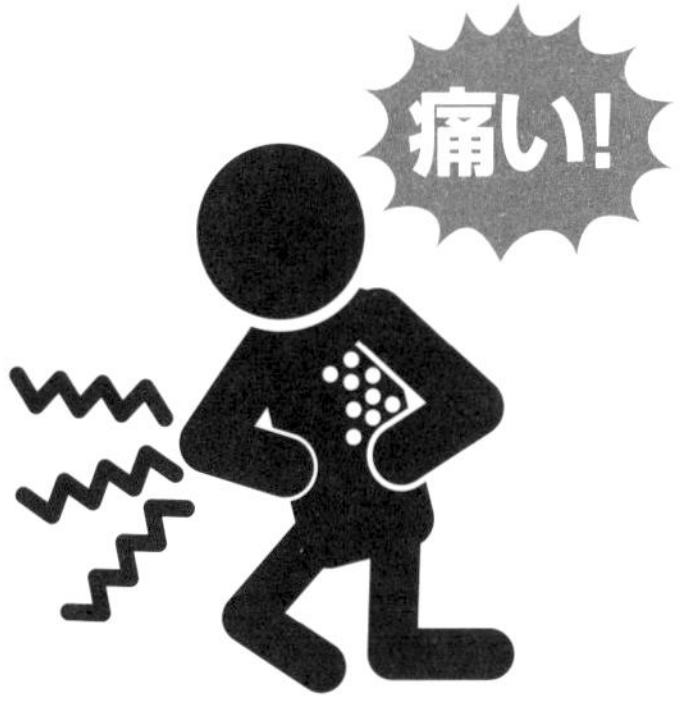

「水疱」として
体内にある
余分な水分を
体外に
排出している状態

図17 必要以上の水分は内耳のリンパ液も増やす

耳の構造

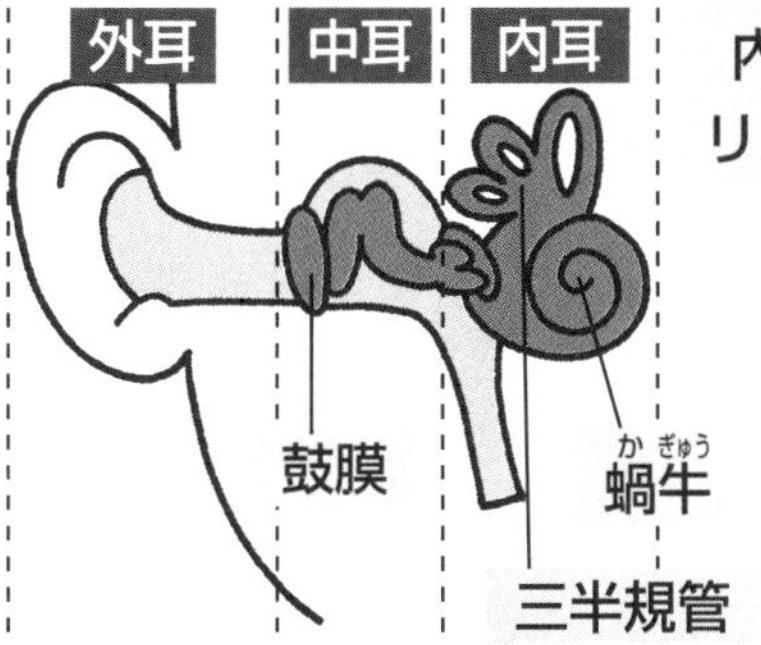

内耳の
リンパ液が
増加して、
たまることで
不具合が生じる

耳の不調によって起こる症状

めまい

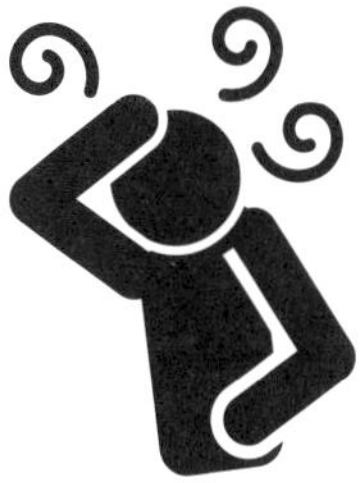

頭を動かしたとき、
数秒のめまいが起こる

耳なり・難聴

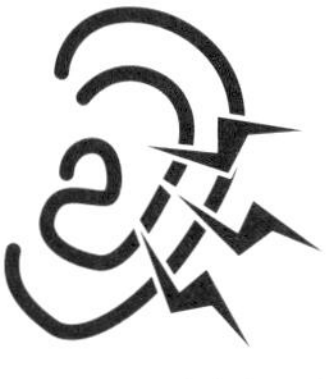

- ブーンという低い音が聞こえる
- 低い音が聞こえにくい、耳が詰まった感じ

メニエール症候群

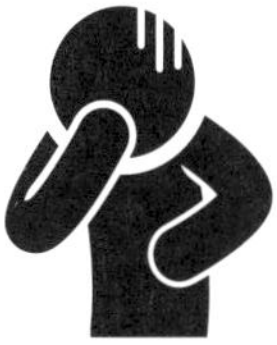

- 10分〜数時間のめまいを繰り返す
- 耳なり
- 吐き気、嘔吐

不定愁訴《ふていしゅうそ》

不定愁訴とは「肩こり、頭痛、めまい、耳なり、フワーッとした感じ、不安、不眠、動悸」などといった、なんとなく体調が悪いときに生じる自覚症状が複数あるものの、検査をしても客観的所見に乏しく、原因となる病気がみつからない状態のことである。

だから西洋医学の医師は処方に困る。

肩こりや頭痛は内科、めまいや耳なり、フワーッとした感じは耳鼻科、不安や不眠は心療内科か精神・神経科、動悸は循環器科で診察してもらうことになるだろう。

漢方医学的には、こうした互いに何の脈絡もないような不定愁訴の諸症状の原因は「水毒」からきていると考えられている（図18）。

肩こりや頭痛は〝冷・水・痛〟の三角関係図から説明できる（こりは〝痛み〟の軽い症状）。

めまい、耳なり、フワーッとした感じは、内耳の水分（リンパ液）の過剰で起こる。

不安や不眠は「うつ」につきものの症状であるが、うつの人は寒い日や雨の日に症状が悪化することを考えると、不安や不眠も「冷え」「水毒」の産物といえる。

夜は眠れないのに、日が射《さ》し込んでくる昼間の部屋の中や、電車の椅子に座って足のほうから暖房が効いてくると睡魔に襲われる「不眠症」の人も少なくない。「不眠」は「冷え」と密接不離な症状なのである。動悸は、脈を速くして、体温を上げようとする反応である。

「肩こり、頭痛、めまい、耳なり、フワーッとした感じ、不安、不眠、動悸」の症状を一挙に治すために漢方薬でよく処方されるのが「苓桂朮甘湯《りょうけいじゅつかんとう》」である。

「苓桂朮甘湯」は4つの生薬のうち、茯苓《ぶくりょう》、白朮《びゃくじゅつ》の2つは利尿剤で、桂枝《けいし》（シナモン）が気と血の流れをよくする気剤である。

水毒の症状には「五苓散《ごれいさん》」がよしとされるが（86ページ）、五苓散を用いるほどには症状が激しくないとき、つまり水様下痢、尿量減少、嘔吐、口渇などの強い症状がない人の水毒症状に「苓桂朮甘湯」は効く。「苓桂朮甘湯」は、メニエール症候群の特効薬でもある。

「水毒」が不眠、肩こり、頭痛などの「不定愁訴」を引き起こす

図18 不定愁訴の主な症状

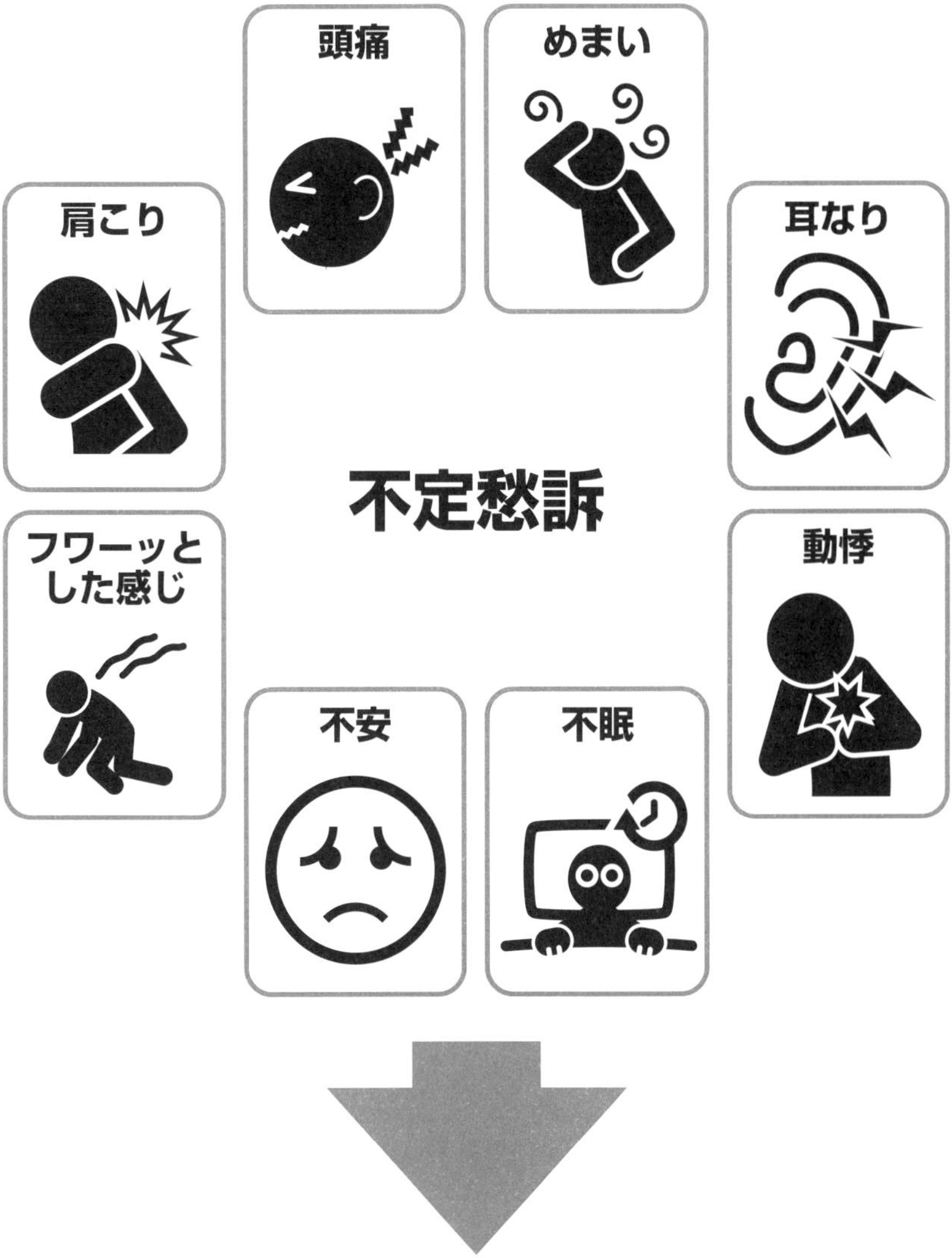
頭痛
めまい
肩こり
耳なり
不定愁訴
フワーッとした感じ
動悸
不安
不眠

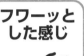

一見、脈絡もないような不定愁訴の症状だが
実は、「水毒」の症状と似通っている

自律神経失調症・パニック障害

「肩こり、頭痛、めまい、頻脈、不安」など、お互いに何の脈絡もないような症状を医師に訴えると、「自律神経失調症」と診断されて精神安定剤や抗不安剤などを処方されることが少なくない。

しかし、人間の体の機能はそう簡単に「失調」は起こさない。食べすぎると吐いたり下痢したりするし、冷えて風邪を引くと発熱する。水分を摂りすぎると尿の量を多くして体外へ排泄する。

このように人間の体は常に体を健康にしよう、恒常性を保とうとするメカニズムが働いているのだ。

ここで、自律神経について説明したい。

自律神経は、私たちの意思とは関係なく働いている神経で、意識しなくても動いている心臓や血管や胃腸、呼吸している肺などに分布している。

自律神経は、交感神経と副交感神経から成《な》っている。

・交感神経：脊髄の胸腰部側角に中枢があり、皮膚、血管、内臓に分布する。

・副交感神経：脳神経の一部に含まれており、脳から末梢の皮膚、血管、内臓などに分布する。

交感神経は「昼の、緊張の、活動の、闘いの」神経。

副交感神経は「夜の、リラックスの、休息の」神経といわれる。お互いに拮抗または協調して臓器をコントロールしているのだ。

（図19）から見てとれるように「活動時」には交感神経が優位に働く。逆にリラックスしているときには副交感神経が優位に働いて、飲食物を胃腸で消化吸収したり排泄現象が活発になる。リンパ球が増加して免疫力も増強する。

運動やストレス、イライラや緊張などで交感神経の働きが強くなると脈拍や血圧は増加・上昇して一時的に体温が上がる。こういうときは胃腸の働きが低下するので食欲はなくなり、排便も悪くなる。旅先で便秘になる人は緊張で交感神経の働きが強くなっているためである。

外出先でガマンしていた大小便を、家が近くなるとこらえきれなくなったりするのは、安心感が副交感神経の働きをよくして、排泄作用が促されるからだ。

図19 自律神経の働き

	交感神経（昼の、緊張の）	副交感神経（夜の、リラックスの）
心拍	促進	抑制
脈拍	増加	減少
血圧	上昇	下降
血管	収縮	弛《し》緩《かん》
汗腺	冷や汗	ふつうの汗（運動、入浴）
胃	運動抑制	運動促進
小腸	運動抑制	運動促進
大腸	運動抑制	運動促進
子宮	収縮	弛緩
白血球 顆粒球	増加	減少
白血球 リンパ球	減少（免疫力低下）	増加（免疫力促進）
産熱量	促進	減少

動悸やほてり、便秘は自律神経が正常に働いている証拠？

西洋医学では、前項で伝えた、全身の器官のコントロールをしている「自律神経」のバランスが崩れることで「自律神経失調症」となり、肩こりや頭痛、めまい、耳なり、不安、不眠などの症状が生じると考えられている。これは同時に3つ、4つの症状が重なることもある。

が、このような**自律神経失調症の症状は、石原式〝冷・水・痛〟の三角関係図から見ると明らかなように、「冷え症（低体温）」で「水毒」のある人の症状**である。

よって体内では、「冷え」と「水毒」を改善するために、代謝と体温を上げて交感神経を働かせるような反応が起こってくる（図20）。

つまり、脈拍を増加させて体温を上げて（1分間の脈拍が〝10〟増えると、体温は1℃上昇する）、代謝をよくしようとしている状態で、これは自律神経が正常に働いている状態だといえる。

しかし、このように交感神経を働かせたことによって起きる動悸やほてり、便秘は、西洋医学においては「自律神経失調症」の症状のひとつとされている。

けれど、このような症状は「失調」ではなく、自律神経が正常に働いているのであるから「自律神経正調症」というべきだろう。

また、**パニック障害も「水毒」の人に起こりやすい**。

「パニック障害」とは、助けを求めることが困難な電車やバス、エレベーターなどの中で、突然、動悸、頻脈が起こり、死ぬのではないかとの恐怖に襲われ、冷や汗を大量にかき、ときには大声を発する病態である。

このパニック障害も、漢方・自然医学的に見ると「冷え症」「水毒」の人に起こりやすいのだ。

動悸、頻脈、冷や汗などの諸症状は、交感神経を働かせて、体を温め、体内の余分な水分を汗で出そうとしている状態である。

大声を発するときは、交感神経も優位に働くし、腹筋や大胸筋、背筋をはじめとする呼吸筋が動き、体温が上がる。

自律神経失調症でよくある症状

図20 「水毒」の症状と、「水毒を改善するために起こる反応」が合わさっている

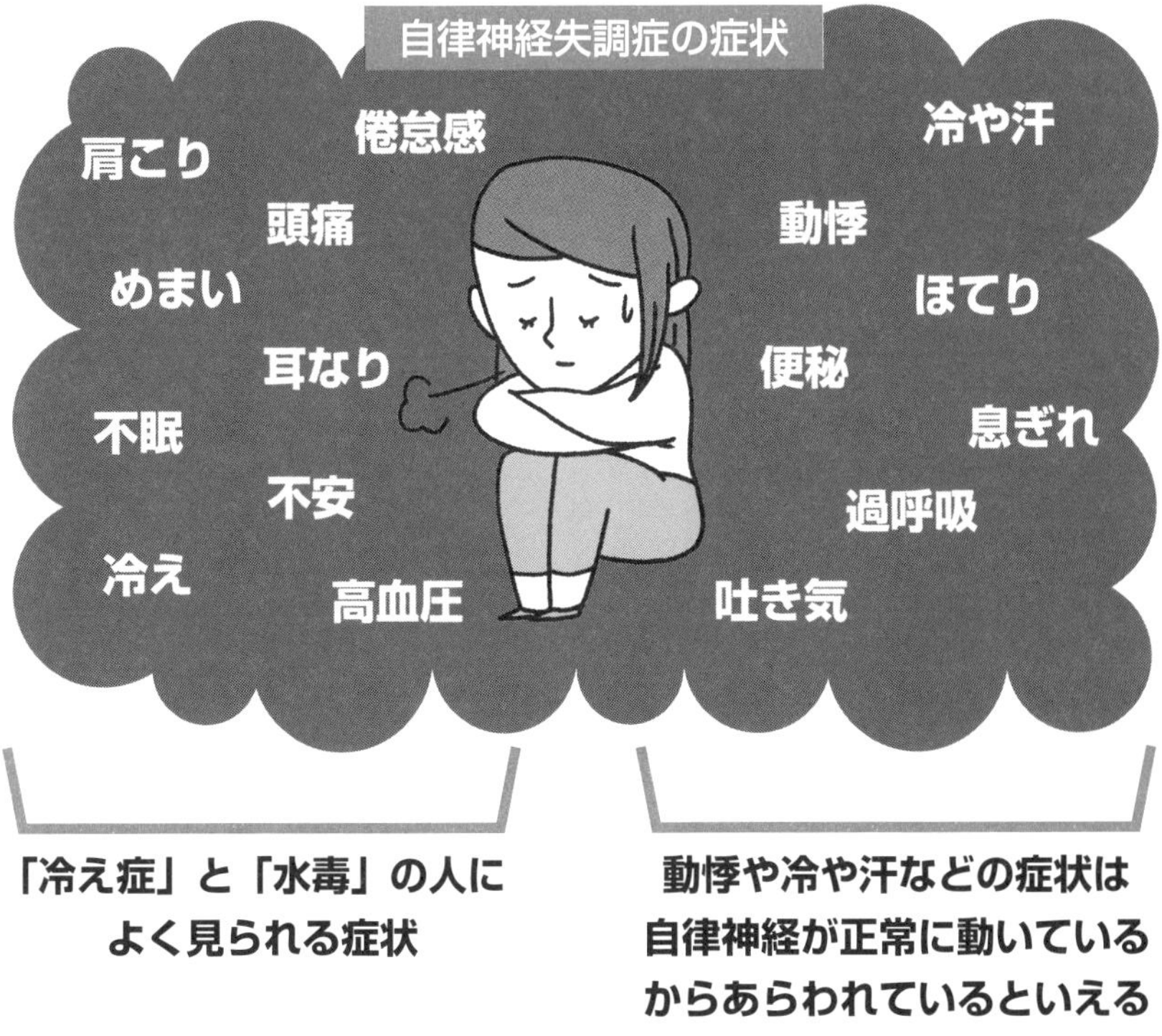
自律神経失調症の症状
肩こり
倦怠感
冷や汗
頭痛
動悸
めまい
ほてり
耳なり
便秘
不眠
息ぎれ
不安
過呼吸
冷え
高血圧
吐き気

「冷え症」と「水毒」の人によく見られる症状

動悸や冷や汗などの症状は自律神経が正常に動いているからあらわれているといえる

体内では、体を温めて、余分な水分を外に出そうとすることによって健康を保とうとするメカニズムが働く

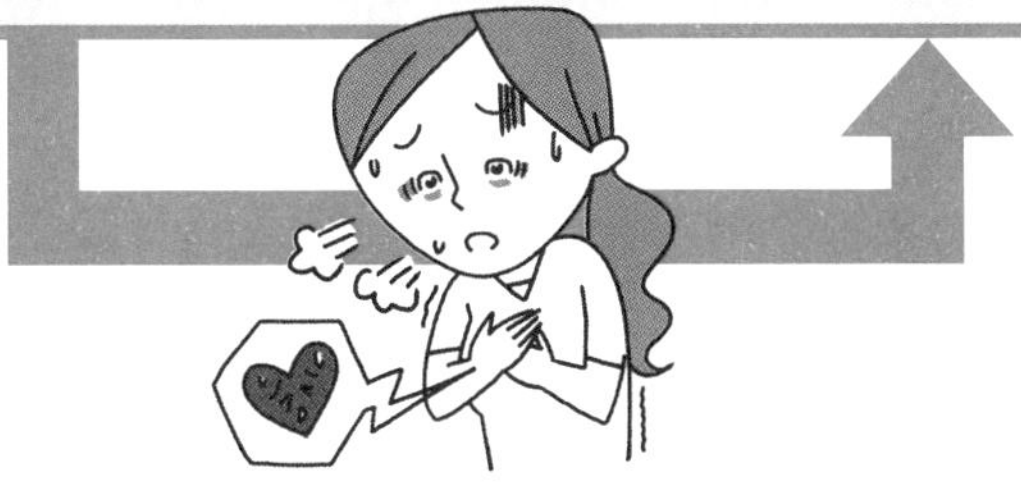

メニエール症候群(耳なり・めまい・難聴)、不定愁訴、自律神経失調症の対処法

4項にわたって紹介してきた、メニエール症候群、不定愁訴、自律神経失調症を癒すための民間療法などを、ここで紹介しておきたいと思う。

全部で7つある。参考にしていただきたい。

(1)不必要な水分の摂取を避ける。のどが渇いたときだけ水分を摂る。

(2)水分摂取は極力、体を温めて利尿効果のある〝紅茶〟や〝生姜紅茶〟(94ページ)で行うようにする。

(3)体を冷やす食物は極力控えめにして、体を温める食物を中心に食べる(98ページ)。

(4)ウォーキング、スクワット、テニス、ハイキングなどの運動を励行する。

(5)入浴、サウナ、岩盤浴、生姜風呂、ニンニク風呂、塩風呂を活用し、大いに汗をかく。

(6)不安、不眠、自律神経失調症、パニック障害など、精神的な不調に対しては〝シソの葉〟と〝生姜〟を活用する。

「シソの葉」と「生姜」は、「気を開く」=「うつ気分を取り払う」作用がある。

◆「シソの葉加生姜湯」を1日2、3杯飲む。

《シソの葉加生姜湯の作り方》(図21)

【材　料】(1人分)

シソの葉……………………………2~5枚

すりおろした生姜…………………少量

【作り方】

❶ 青ジソの葉を火であぶり、葉がパリパリになったら手でもんで、湯呑茶碗に入れる。

❷ ❶にすりおろした生姜をしぼって約10滴加え、熱湯を入れて湯呑茶碗半分くらいにする。

◆シソの葉とネギを入れた温かいスープを食事のときに飲む。

◆シソの葉を、味噌汁や天ぷらなどに入れて食べる。

(7)漢方に詳しい医師や薬剤師に診察を受けて、「苓桂朮《りょうけいじゅつ》甘湯《かんとう》」や「半夏厚朴湯《はんげこうぼくとう》」(成分にシソ、茯苓《ぶくりょう》を含み、うつ気分、自律神経失調症をよくしてくれる)を処方してもらう。

精神的な不調にはシソの葉と生姜がオススメ

図21 シソの葉を生かした食事

シソの葉加生姜湯

材料（1人分）

シソの葉：2～5枚
すりおろした生姜：少量

1日2、3杯飲むと効果的！

作り方

❶ 青ジソの葉がパリパリになるまで火であぶる

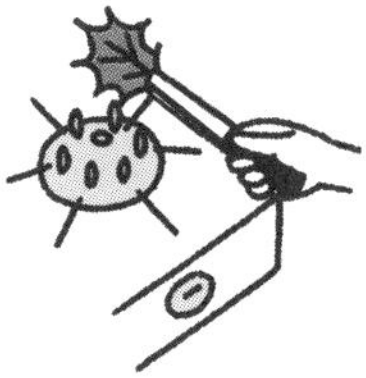

❷ シソの葉を手でもんで、湯呑茶碗に入れる

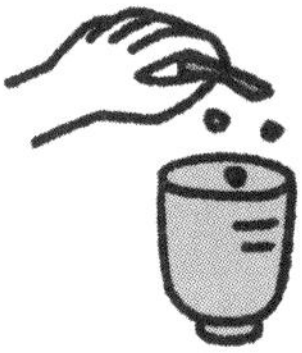

❸ ❷にすりおろした生姜をしぼって、約10滴のショウガ汁を加える

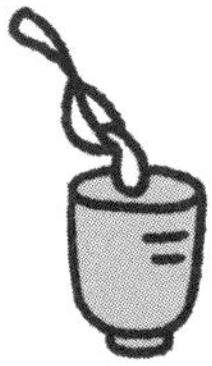

❹ 湯呑茶碗半分くらいまで熱湯を注いで、完成

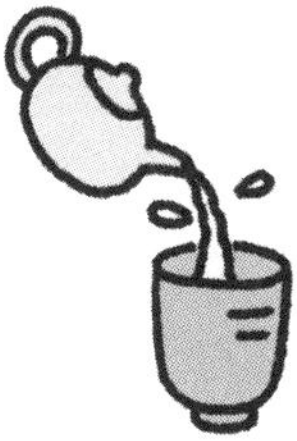

- **シソの葉とネギを入れたスープ**
- **シソの葉の天ぷら**
- **シソの葉を入れた味噌汁**

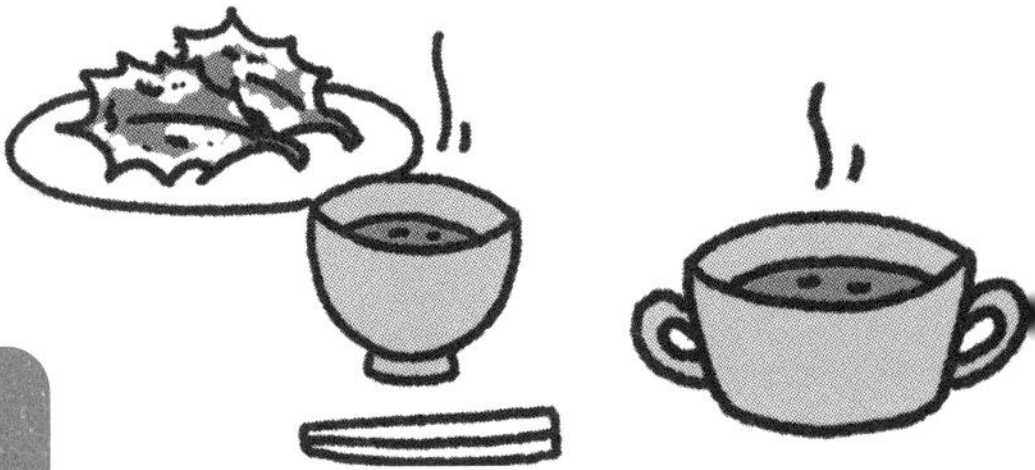

これらもオススメ！

高血圧

高血圧とは、慢性的に血圧が正常値よりも高い状態のことをいう。収縮期血圧が１４０㎜Hg以上、拡張期血圧が90㎜Hg以上だと高血圧症と診断される。高血圧には主だった症状はないが、高血圧になると血管に常に負担がかかるため、血管の内壁が傷ついたり、柔軟性がなくなって硬くなり動脈硬化を起こしやすいといわれている。

この高血圧の元凶として、敵視されているのが「塩分」である。「血圧が高いといわれたから塩分を控えないと」という会話を聞いた人は多いのではないだろうか。

胃腸から血液中に吸収された塩分は、吸湿性がある故に周りから水分を引き寄せる。すると血液の水分量が多くなり、その血液を心臓が大きな力（血圧）で押し出さないといけないので、血圧が上昇するというメカニズムだ。

しかし私は、**高血圧は「体内、血液内の余分な水分」や「冷え」が大いに関連している**と確信している（図22）。

それを裏付けるかのように、近年「早朝高血圧」というものが問題になっている。

私が医学生の頃には「血圧は、血管が収縮する寒い季節に上昇し、暑い夏は血管が拡張するので低下する。午前中は血圧が低く、体の活動が活発になってくる午後に血圧は上昇する」と教わっていた。しかし最近は、夏に血圧が上昇したり、早朝に血圧が高く午後に下がってくるという「早朝高血圧」の人が増えてきているのだ。

これは、夏はエアコンがどこに行っても効いていることで汗をかく機会が減り、血液中に水分が多くなっていて、その上エアコンで冷やされて血管が収縮するため、血圧が上昇するのだ。また、50年前に比べて日本人は1℃近く低体温化していることもあり、**体温、気温が最低になる早朝に血管が過度に収縮して、血流が悪くなり血圧が上昇**しやすくなっているからだといえるだろう。

だから高血圧の人は塩分を控えすぎる必要はない。運動や入浴、サウナなどで体を温めて発汗を促し、人参リンゴジュースや生姜紅茶などを愛飲して尿の量を多くすることによって塩分を排泄することを条件に、塩分は本能が欲する量を摂るべきである。

高血圧の悪者は塩分ではなく「水」と「冷え」

図22 高血圧が起こる仕組み

正常な血圧

心臓は体全体に血液を送り出すための
ポンプの役割をしている

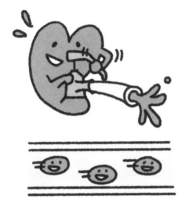

「水分」の
摂りすぎによって、
血液中の水分
(血液量)が増加

体の「冷え」によって、
血管が収縮して
血流が悪くなり
血圧が高くなっている
可能性がある!

高血圧

血液量が多い

血液量が多くなる
と血管の壁にかか
る力が強くなり、
血圧が高くなる

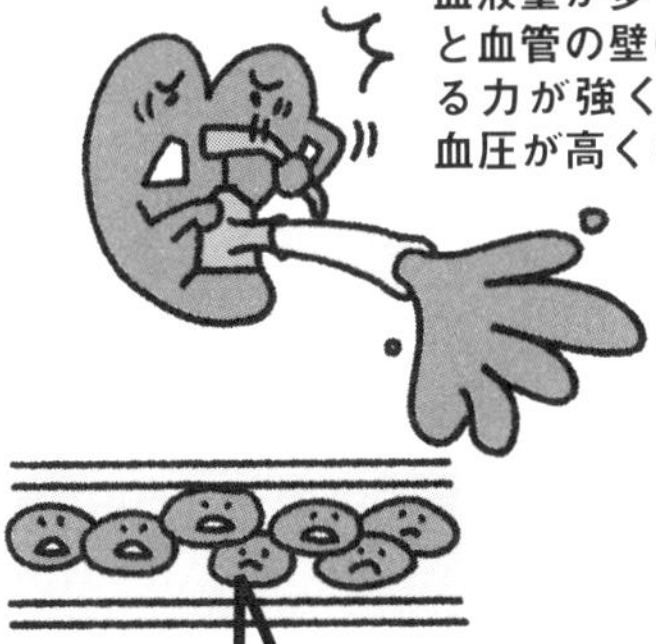

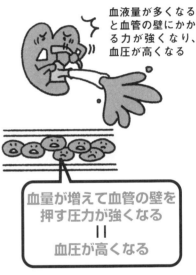

血量が増えて血管の壁を
押す圧力が強くなる
||
血圧が高くなる

血管の収縮や動脈硬化

末梢の細い動脈が
収縮したり、動脈
硬化などで血管が
細くなるなどする
と血圧が高くなる

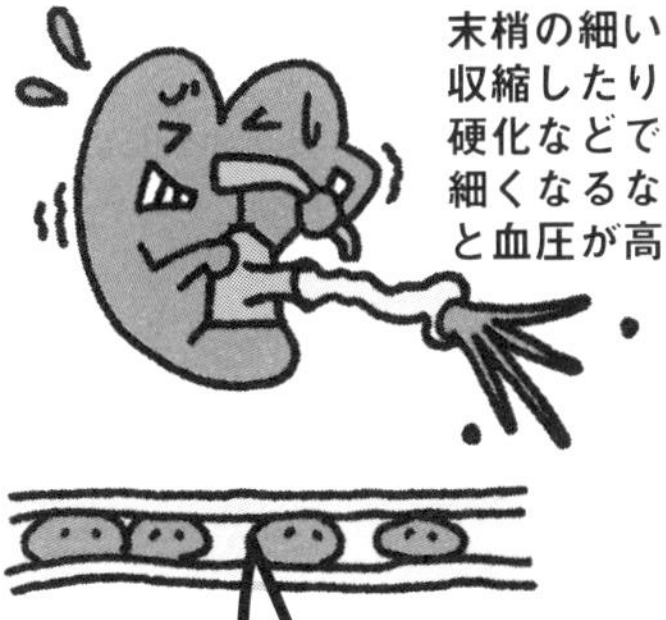

狭いから、血管の壁を
押す圧力が強くなる
||
血圧が高くなる

高血圧の対処法

私は高血圧には「水分の摂りすぎ」が大いに関係していると考えている。

実は西洋医学でも「水中毒」（water intoxication）の症状の1つに「高血圧」がある。水分を摂りすぎると血液中の水分（血液量）が増え、塩分とは無関係に血圧が上昇するのである。

そのため、高血圧症の人には、体内にある余分な水分を外に出し、体を温めることをオススメしたい。

例えば、高血圧症の人は**余分な水分摂取を避けて、運動、入浴、サウナなどで発汗を促すこと**を心がけてみられるとよい（図23）。

また、自然医学の分野では、昔からキュウリは高血圧に効く食物として重宝されてきた。キュウリには「イソクエルシトリン」という強力な利尿効果をもつ成分が含まれていることを考えると合点がいく。

紅茶や生姜紅茶も利尿作用があるので、その点から血圧を下げる効果が期待できる。

また、西洋医学の薬についても、ひとつおさえておきたいものがある。

高血圧を下げる薬（降圧剤）は研究が進み、ACE阻害剤、カルシウム拮抗剤、交感神経遮断剤など、血圧を下げるために違った作用機序をもつ薬が次から次に開発されている。

これらがまだ開発されていない、私が医師になりたての40数年前は、高血圧患者の90％以上に処方されていたのは**「降圧利尿剤（商品名＝フルイトラン、ナトリックス）」**だ。尿を多く出すことによって、尿とともに塩分が出ていくので血圧が下がるという説明がなされていた。

この降圧利尿剤は、血糖や尿酸値を上昇させる副作用があるとして一時はほとんど使われなくなった。

しかし米国では現在、脳卒中、心筋梗塞予防効果が証明されて、高血圧に対する第一選択薬として推奨されている。

この「降圧利尿剤」は超廉価である上に、ACE阻害剤やカルシウム拮抗剤に劣らない効果がある。

高血圧予防で心がけること

図23 高血圧が気になるときに

高血圧症の人は、余分な水分摂取を避けて、運動、入浴、サウナなどで発汗を促すことがオススメ。また、利尿作用のある食物を摂るようにしていただきたい。

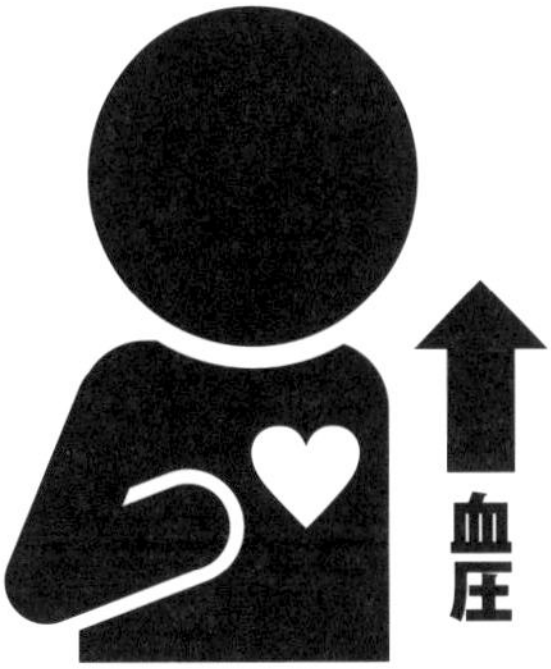

運　動	入　浴	サウナ
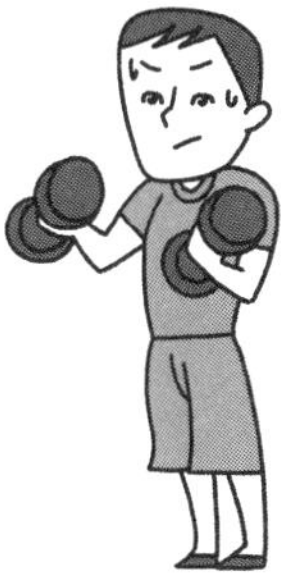	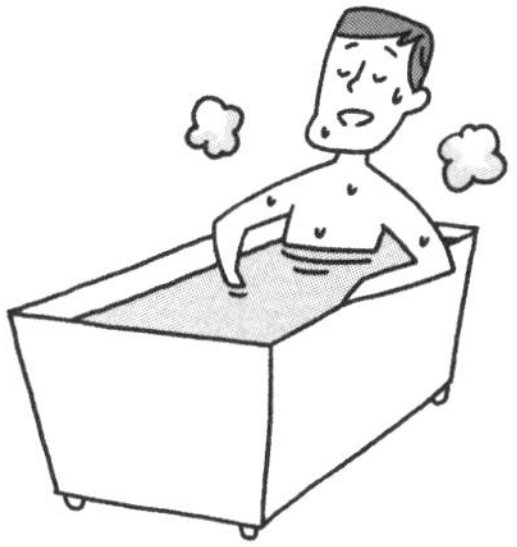	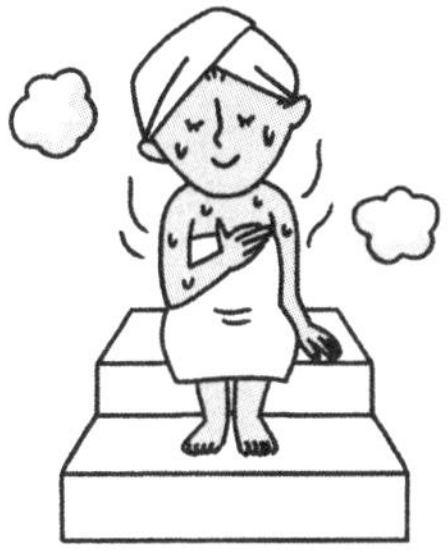

オススメの食べ物は利尿効果のあるもの

頻脈《ひんみゃく》、不整脈

「頻脈」「不整脈」も、漢方・自然医学的に見れば「水毒」の1つの症状である。

体内に「冷え」「水毒」が存在すると、下痢、頻尿、鼻水、くしゃみ、寝汗などにより、余分な水分を排泄して、体を温めようとする。しかし、こうした反応だけでは十分に体を温められない場合に、**脈を速くして体を温めようとする**のである。なにしろ、脈が1分間に「10」速くなると、体温は約1℃上昇する（図24）。

頻脈になると脈が乱れることもある。それが不整脈だ。

頻脈や不整脈に悩む人は、日頃、お茶や水分を不必要に摂っている人がほとんどだ。脈が突然速くなり、ときに胸をドーンと突かれるような感じがして、脈が乱れると「死ぬのではないか」という不安に陥り、ますます交感神経が緊張して脈が速くなる。

頻脈や不整脈を訴えて受診する患者さんには「頻脈や不整脈は、歩いたり運動しているときには、まず起こらないでしょう？　座ったり安静にしているときに起こるはずです。もし、頻脈・不整脈の原因が心臓にあるなら、歩いたり運動したりして、心臓に負荷がかかったときに起こるはずです。**頻脈・不整脈は心臓の病気ではなく〝水毒〟〝冷え〟を改善するために、脈を速くして体温を上げようとしている反応**なのです。だから頻脈・不整脈が起こっても落ち着いて、深呼吸をしてください」と言うことにしている。

1回につき4秒くらいの呼気と吸気で成り立っている「呼吸」には生命現象の深い真理が隠されている。息を吐くときは副交感神経が、息を吸うときは交感神経が優位に働く。自律神経のうちの交感神経は脈を速くして血圧を上げるし、副交感神経は脈をゆっくりとさせ血圧を下げ、気分をゆったりとしてくれる。

よって、**頻脈・不整脈が起こったときは、6〜7秒で吐き、3〜4秒で吸い込むという呼吸法をくり返す**とよい。

また、**水分の摂取を控え、運動や入浴で汗を出すことを励行する**と、頻脈・不整脈の発作がおさまっていくといえる（図25）。

水分の摂りすぎに対する心臓の自然な反応

図24 脈が速くなるのは、体を温めようとしている反応

頻　脈

1分間の脈拍数
100回以上

不　整　脈

脈のリズムが
崩れる

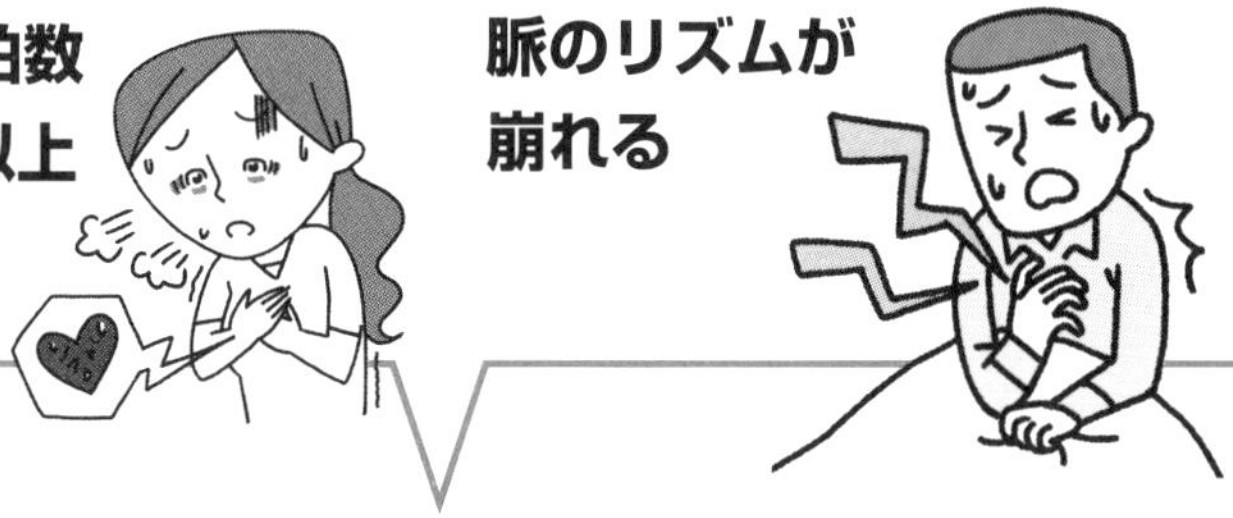

体内に水分がたまって冷えているときに
体が体温を上げようとして起こる症状
（脈が1分間に10速くなると、体温は約1℃上昇する）

図25 頻脈・不整脈の対処法

■ 不整脈、頻脈になったときには

落ち着いて深呼吸
ヨガやアーユルヴェーダなどの伝統医学でも、この呼吸法が推奨されている

吐く
6～7秒
かけて
息を吐く

吸う
3～4秒
かけて
息を吸い込む

■ 日頃から水分を出すようにして予防

水分を摂りすぎるのを控える　　**運動や入浴で汗を流す**

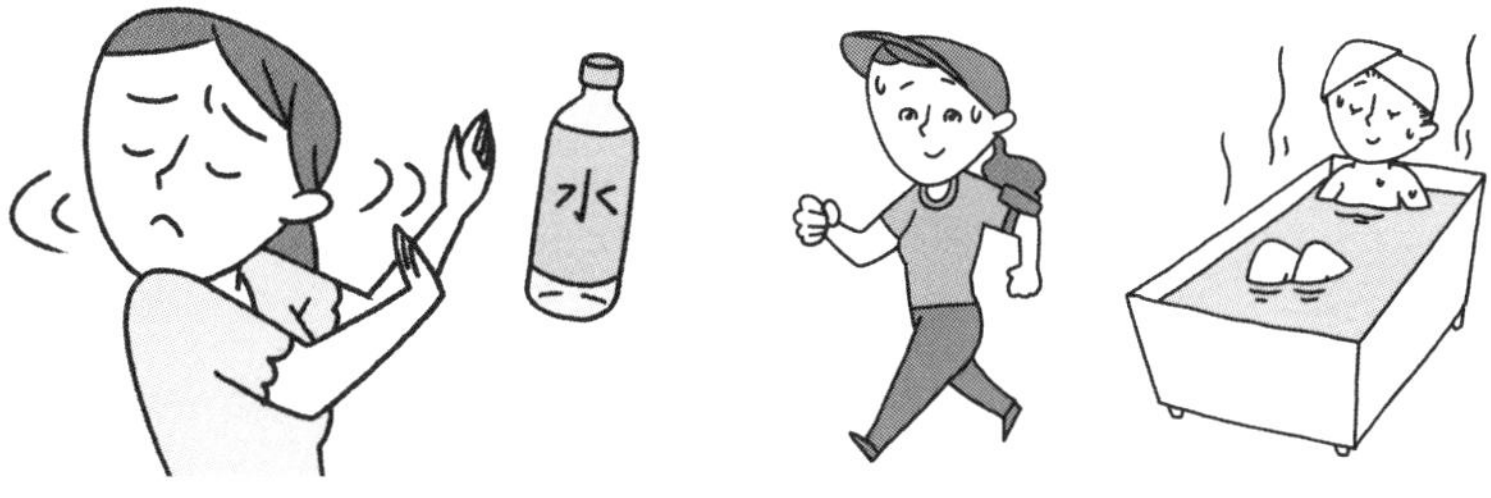

異型狭心症

胸の中央部がキューッと痛くなるのが「狭心症」だ。血液が十分に供給されなくなった心筋の細胞から「プロスタグランディン」や「ブラジキニン」などの血管拡張物質が産生・分泌され、血管を拡げようとする。しかし、この両物質が痛みを起こす。痛みはたいてい3分以内に治る。ただし、15分以上も続くなら冠動脈に血栓が詰まり、そこから先の心筋への血流が途絶えて心筋が壊死した状態、つまり「心筋梗塞」なので、すぐに、救急車で専門病院を受診する必要がある。

「狭心症」には、2つのタイプがある。1つは、「労作性狭心症」だ。これは、心臓の筋肉（心筋）に栄養や酸素を送り届ける冠動脈が動脈硬化によって細くなり、心筋に十分な血液が供給されないときに起こる。

運動、労働、過食、ストレスなどで、筋肉、胃腸、脳への血液が多くなり、結果的に冠動脈への血流が少なくなったときに発作が起こりやすい。

もう1つの**「異型狭心症」とは、安静時、特に夜間から早朝にかけての睡眠中など、だいたい決まった時刻に発生する**。西洋医学的には「異型狭心症」の原因はよくわからないとされている。

しかし、これこそ「冷え」と「水毒」が原因である。**夜間から明け方にかけての体温と気温がもっとも低下する午前3時～5時に、体内の余分な水分が「冷却水」となってさらに体を冷やし、冠動脈の収縮をもたらす**のである。寒いところでは体が震え、手がかじかむのと同じ理屈だ（図26）。

そのため私のクリニックでは体を温め、水を追い出す漢方薬の「苓桂朮甘湯《りょうけいじゅつかんとう》」と、体を温め心臓の働きを強くする「炙甘草湯《しゃかんぞうとう》」を処方している。

日常でできることは次の4つである。

①余分な水分は摂らない。摂るなら紅茶か生姜紅茶。
②陽性食品を中心に摂る。特にニラ、ニンニク、ネギ、玉ネギ、ラッキョウは冠動脈を拡げる。
③就寝時、ハラマキを着用し、湯たんぽを用いる。
④低温火傷《やけど》に注意しながら、下着の上から左背中（心臓の後部）にホカロンを貼る。

異型狭心症の原因もやはり「冷え」と「水毒」

図26 一時的な胸の痛みや圧迫感を夜に感じるなら必見

異型狭心症

夜間や早朝にかけての安静時に
発作が起こる

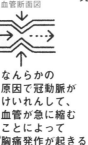

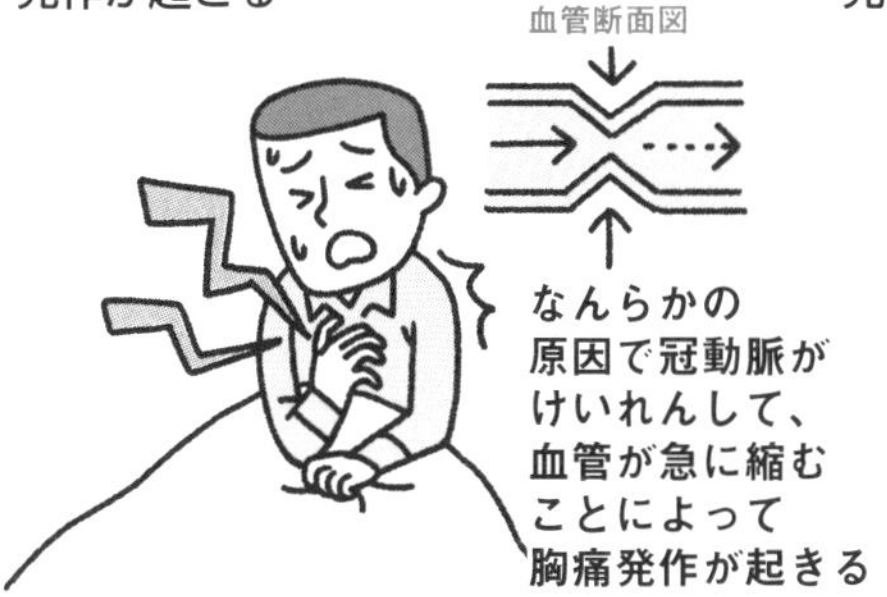

血管断面図
なんらかの
原因で冠動脈が
けいれんして、
血管が急に縮む
ことによって
胸痛発作が起きる

労作型狭心症

運動量が多くなったときに
発作が起こりやすい

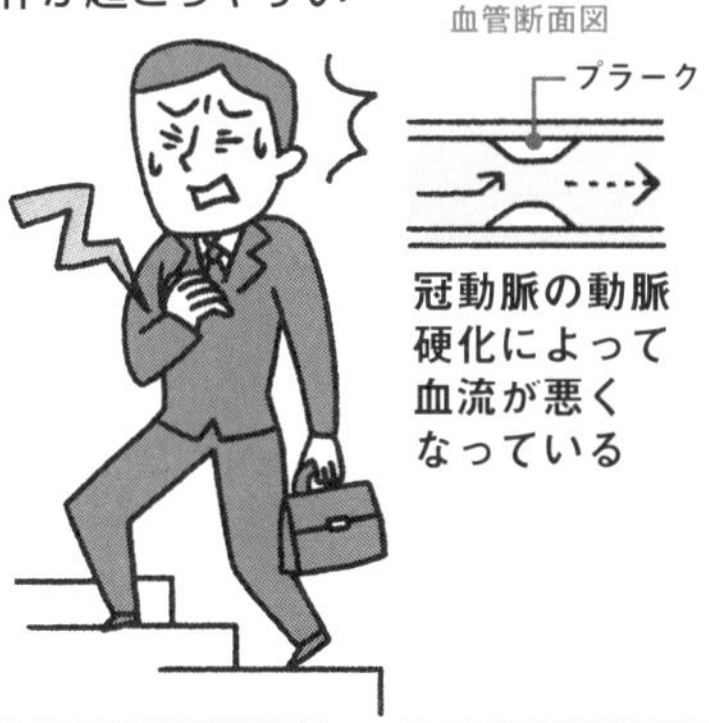

血管断面図
プラーク
冠動脈の動脈
硬化によって
血流が悪く
なっている

1日の中でもっとも体温と気温が低下
するときに症状が出る異型狭心症は
水分と**冷え**が
原因の可能性あり

冠血管が狭くなる
↓
狭心症

予防法

❶ 余分な水分は摂らない

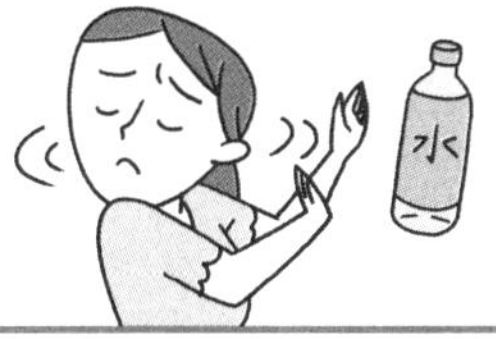

❷ 体を温める食品を食べる

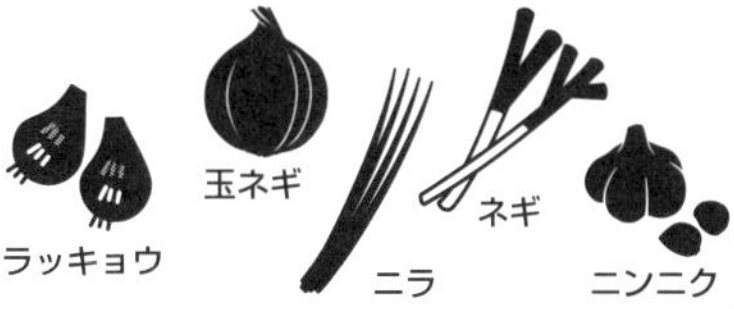

ラッキョウ
玉ネギ
ニラ
ネギ
ニンニク

❸ 眠るときはハラマキと湯たんぽ

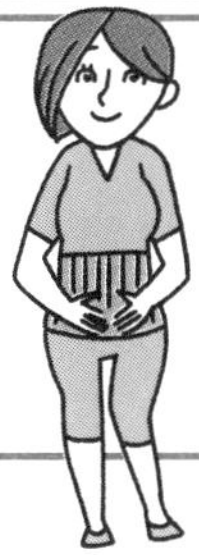

❹ 下着の上にホカロン
(左背中)

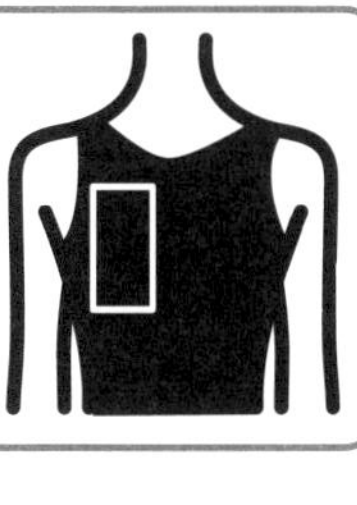

心不全＝水毒の究極の状態

「心不全」という言葉は病名ではない。**心臓弁膜症、心筋梗塞、心筋症などの心臓のさまざまな病気や高血圧などが原因となって心臓の力が低下して、全身の臓器に十分な血液を送り出せなくなった状態を「心不全」と呼ぶ。**

あらゆる臓器は、血液が運んでくる栄養素、水、酸素などによって機能を遂行しているので、心臓の力が低下すると（心不全）、そうした臓器への血液供給量が十分でなくなり、すべての臓器の働きが悪くなる。

腎血流が悪くなると、腎臓での尿の生成、排泄が悪くなり、全身に水がたまってくる。すると下肢のむくみが生じ、ひどくなると肺に水がたまり（肺水腫）、喘息《ぜんそく》のような症状を呈する。さらに悪化すると胸水や腹水が生じる（図27）。

こうした「心不全」においては、西洋医学でも、1日の水分摂取を厳しく制限し、利尿剤を使って治療する。「血液をサラサラにするために、水分をできるだけ多く摂るように」と奨める西洋医学でさえも「心不全」の患者には水分摂取を制限させるのである。

「心不全」こそ、水毒の究極の状態といってよい。

よって西洋医学の、日頃の「水を飲め」という指導に、誤りと欠陥があることは明らかである。もっとも、心臓・循環器の専門医は心不全で体内が水びたしになることを悉知しているので「血液をサラサラにするために水を飲め」というような指導をすることはあまりないようだ。

「はじめに」でも述べたように、『おもいッきりイイ!!テレビ』では、2004〜2009年頃「お年寄りは脱水症状になりやすいので毎日2リットルの水を飲みましょう」と呼びかけていた。それを習慣化したAさん（87歳）が2010年に「うっ血性心不全」と診断され、さらに腎不全、難聴も患ったことで賠償を求めた裁判が行われた。

裁判はテレビ局と番組の司会者に対して行われたが、日替わりに出演してくるほとんどの医師が「なるべく多くの水を飲むように」という主張をしていた。

西洋医学が「水を飲め」と推奨しているのだから、問題は西洋医学の論理に非があるといってよい。

水の飲みすぎは心臓の力を弱める

図27 「心不全」はあらゆる心臓疾患の終末像

高血圧 / 心筋梗塞 / 不整脈 / 心筋症 / 弁膜症

さまざまな病気が原因となって
心不全の状態が引き起こされる

↓

心不全

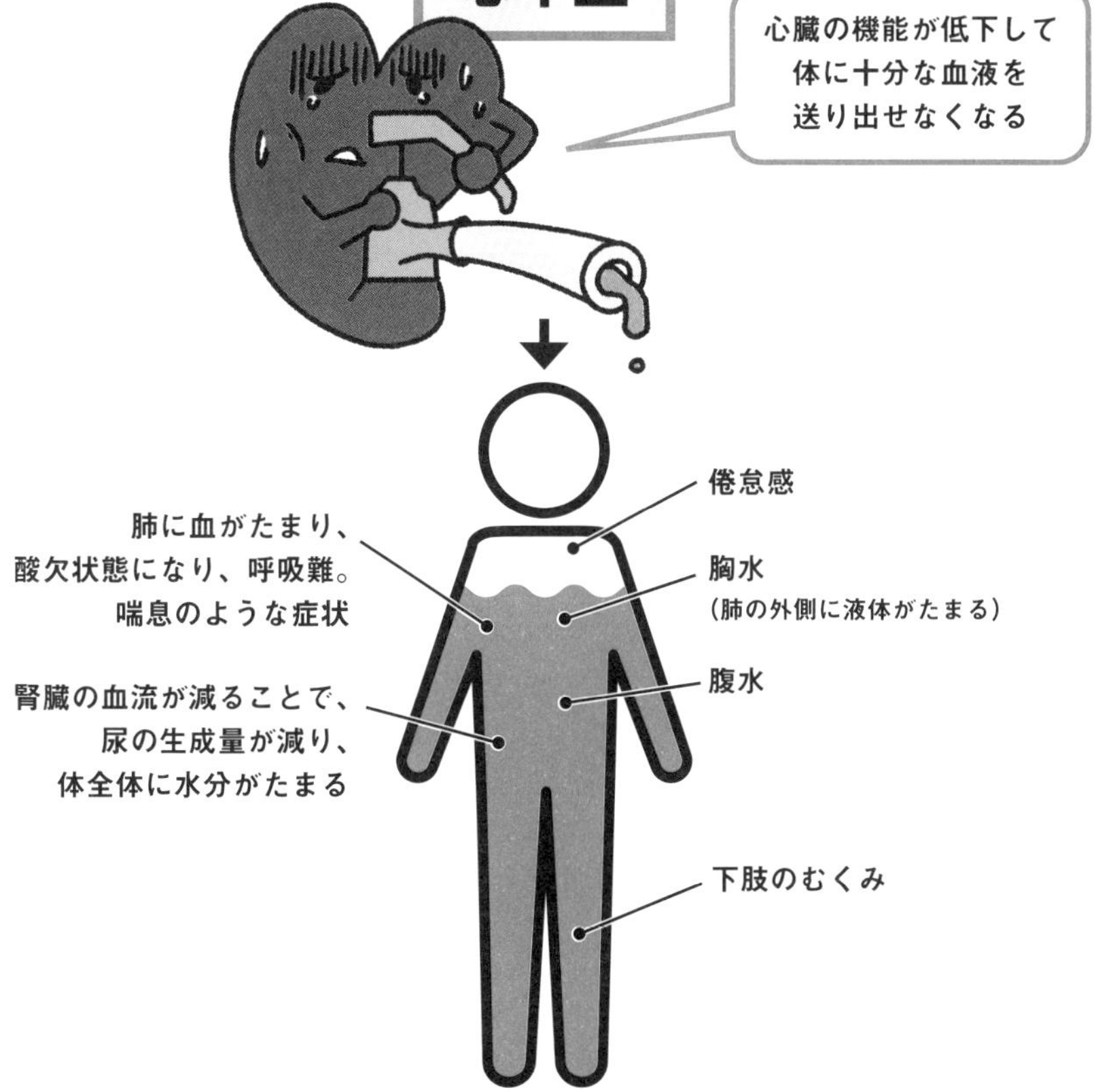

心臓の機能が低下して
体に十分な血液を
送り出せなくなる
倦怠感
肺に血がたまり、
酸欠状態になり、呼吸難。
喘息のような症状
胸水
（肺の外側に液体がたまる）
腹水
腎臓の血流が減ることで、
尿の生成量が減り、
体全体に水分がたまる
下肢のむくみ

体中に水分がたまった状態になる

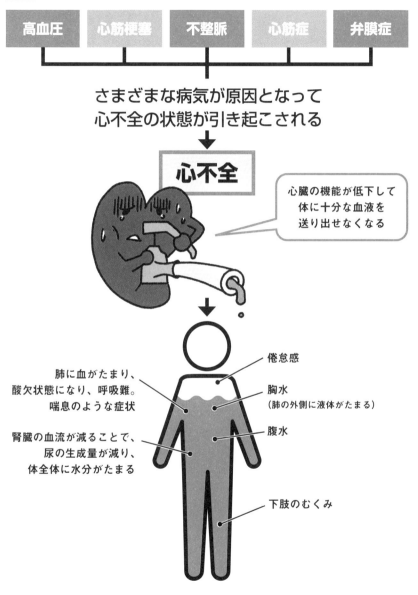

心筋梗塞《しんきんこうそく》・脳梗塞（血栓症）

「水分過多」と「冷え」は「血栓症」にも影響している。

血栓症とは、血管内で血栓（血の塊）が生じることで血液が詰まってしまう病気のことである。**日本人死因の2位の心筋梗塞と4位の脳梗塞も、血栓症**だ。

脳動脈や心臓の筋肉に栄養を送っている冠動脈が血栓で詰まり、血液からの酸素と栄養がその先の組織に送り届けられなくなることによって、やがて脳細胞や心筋が壊死し、脳の機能障害（半身不随や言語障害）や心筋の運動障害を起こす。最悪の場合、脳や心臓の重要な機能が動かなくなって、死に至ることもある。

このような血栓症が起こる理由は、「血液がドロドロに汚れることで血液が固まりやすくなるから」だと言われている。そのため、「血液をサラサラにするために水分を多く摂りましょう」という指導が西洋医学で30年くらい前よりなされるようになった。が、第1章で述べたように「血栓」は水分をたくさん摂れば防げるというものではない。**では、なぜ血栓は生まれるのだろうか。**

36・5℃前後の「温かい体内」で「血栓」という固まりができるのは、体が冷えているからに他ならないと私は考えている（図28）。

体を冷やす要因はいくつかあるが、その1つに「水分の摂りすぎ」がある。冷却水という言葉があるように体内に余分な水分があると体は冷えて、あらゆる物質は硬くなるのだ。よって、血液をサラサラにするためにと飲んだ水分が、逆に血栓を作る危険性だってありうる。

また近年は、7月や8月に脳梗塞、心筋梗塞が多発する傾向にある。本来、脳梗塞、心筋梗塞などの心血管系の病気をはじめ、ありとあらゆる病気は12月から2月に多発、悪化する傾向がある。気温、体温が下がることによって、免疫力が低下したり血管収縮をさせ血液の流れを悪くするからだ。そのため、高血圧、脳梗塞、心筋梗塞などの心血管系疾患にとって冬は大敵である。

では、どうして夏に多発するようになったのか。

その**最大の原因は「エアコン（冷房）による体の冷え」**だと考えている。体が夏でも冷えていることによって、血栓という塊が体内でつくられるのである。

こまめな「水分摂取」は血栓症予防どころか、血栓症の原因になる

図28 血栓はなぜできるのか

心筋梗塞	脳梗塞

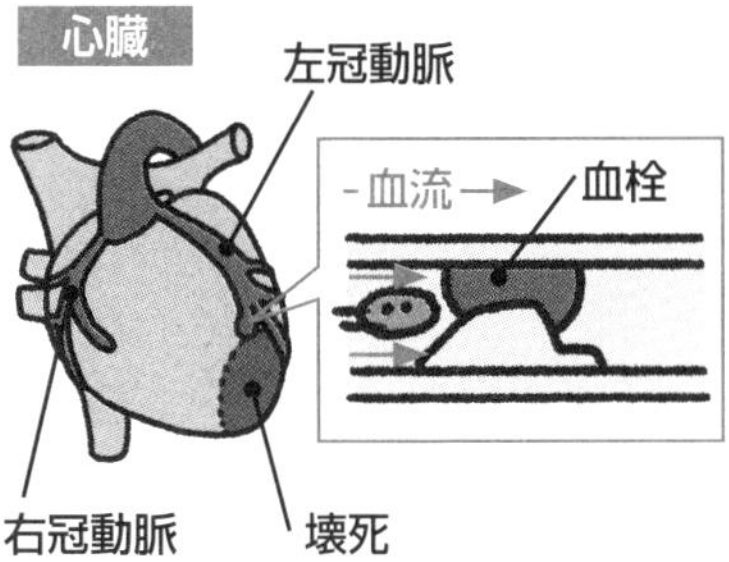

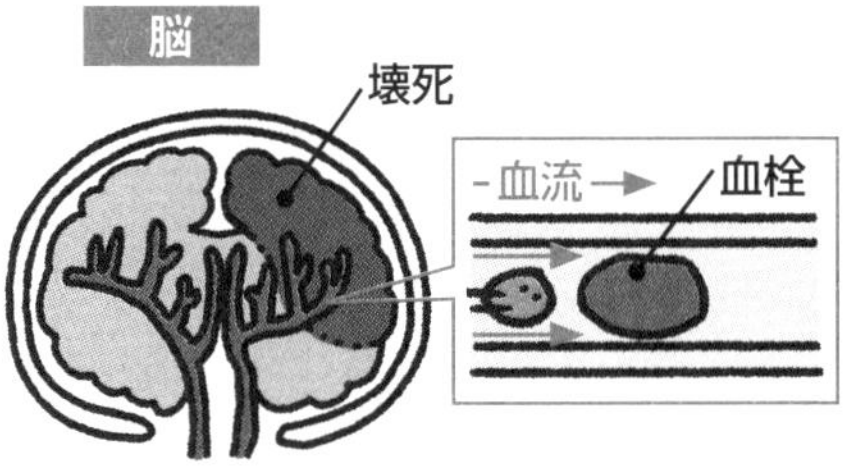

心臓に栄養や酸素を運ぶ冠動脈が血栓などによって詰まることで、その血流域の心筋が壊死する病気

脳細胞に栄養や酸素を運ぶ脳動脈が血栓などによって詰まることで、その血流域の脳細胞が壊死する病気

血栓の原因の１つは、「冷え」
体内に水分が多く、冷えていることで、温かい体内でも水が氷になるように、血栓という固まりができやすくなる

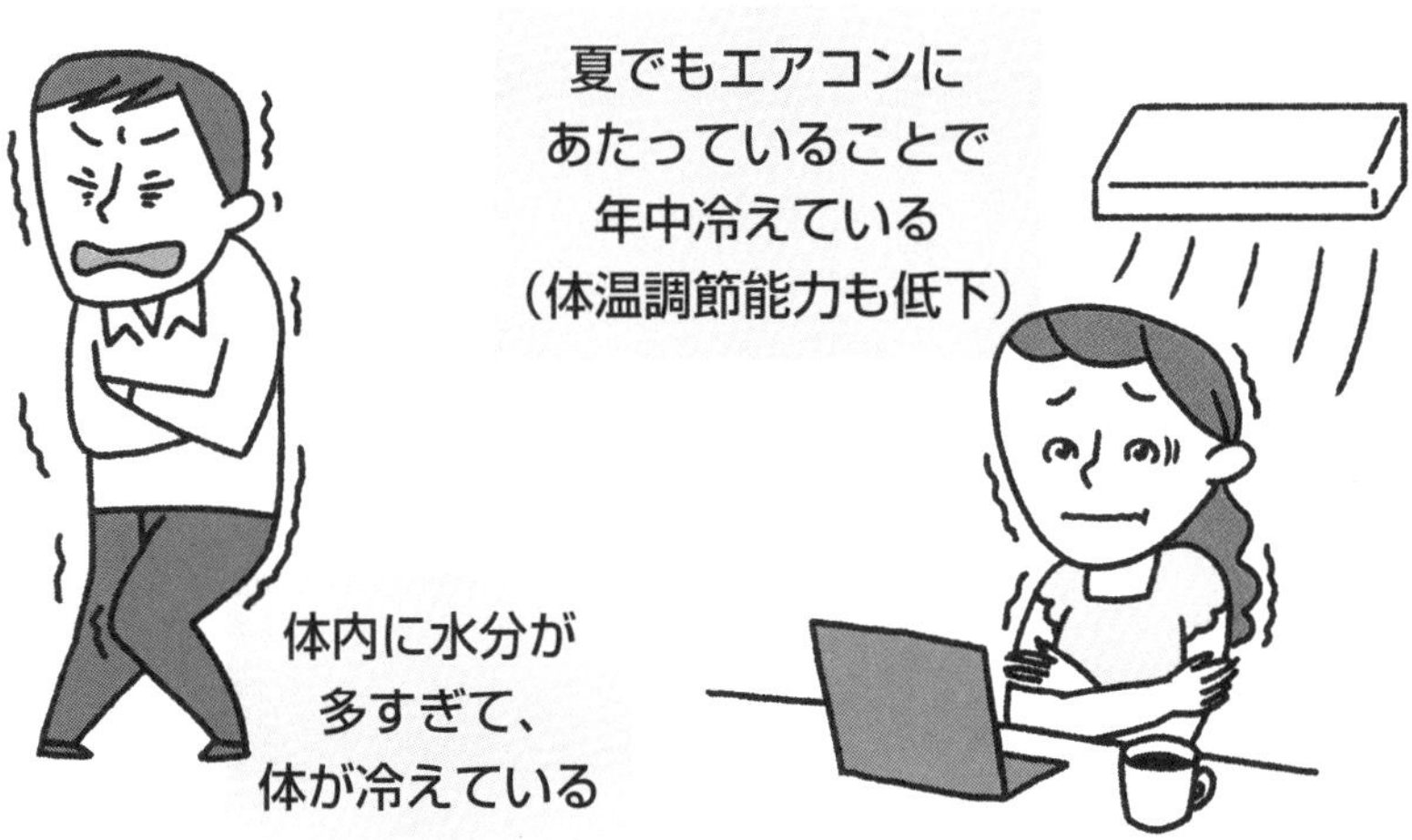
夏でもエアコンにあたっていることで年中冷えている（体温調節能力も低下）
体内に水分が多すぎて、体が冷えている

逆流性食道炎、胸やけ

「逆流性食道炎」とは、胃から胃液（胃酸）が逆流してくることと、胃液の逆流によって食道に炎症が生じたもののことをいう（図29）。

強酸性の胃液が、アルカリ性の食道の粘膜に逆流してくるため、「胸やけ」や「胸部の痛み」などの症状が起こる。英語では「heart burn（心臓の焼ける感じ）」という。

これも水分を多く飲む人に起こる。

水分のために多くなった胃液が逆流してくる、それだけのことだ。

よって、対策は、次の6つがあげられる（図30）。

(1) 不必要な水分は摂らない

(2) 運動、入浴

体を温めて、余分な水分を汗や尿で体外へ出す。

(3) よく噛《か》んで食べる

胃腸のあらゆる症状は、その人の胃腸の力（消化・吸収力）に対して、飲食物が多いから起こる。

よってよく噛んで腹八分目以下の飲み食いをすることがよい。

よく噛むとたくさん分泌される「だ液」は、最高の〝胃腸の薬〟である。

(4) キャベツ、大根おろし、山芋などを食す

消化を促進するだけでなく、胃腸の不調にも効くので、積極的に摂るとよいだろう。

(5) 赤ワインを飲む

赤ワインはアルカリ性なので、好きならば適量を食前酒として飲む。

(6) 漢方薬の「安中散《あんちゅうさん》」を摂る

西洋の化学薬品は、胃液の分泌を阻止することで「逆流性食道炎」に奏功するが、不自然な側面もある。

漢方薬の「安中散」の生薬成分は、桂枝《けいし》（ニッキ）、良姜《りょうきょう》、牡蠣《ぼれい》（カキガラ＝カルシウムを多く含み、胃酸を中和する）などより成る。

「逆流性食道炎」の妙薬であるので、大いにオススメできる。

胃酸の出すぎも、原因は水分

図29 逆流性食道炎とは

- 胸やけ
- 吐き気
- 胸部の痛み
- げっぷ

など

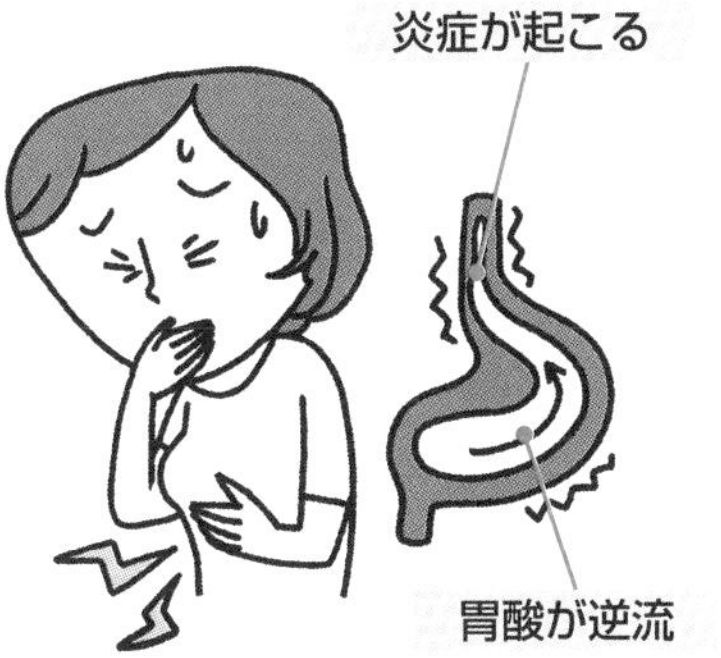

体内に多くなった「水分」を排出するために胃液が逆流してくる現象

図30 逆流性食道炎、胸やけの対処法

❶ 余分な水分は摂らない

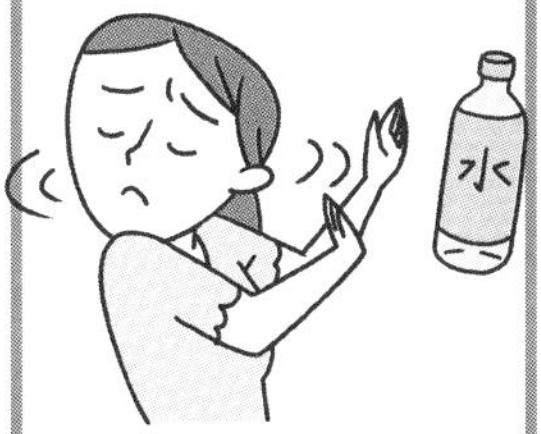

❷ 運動、入浴

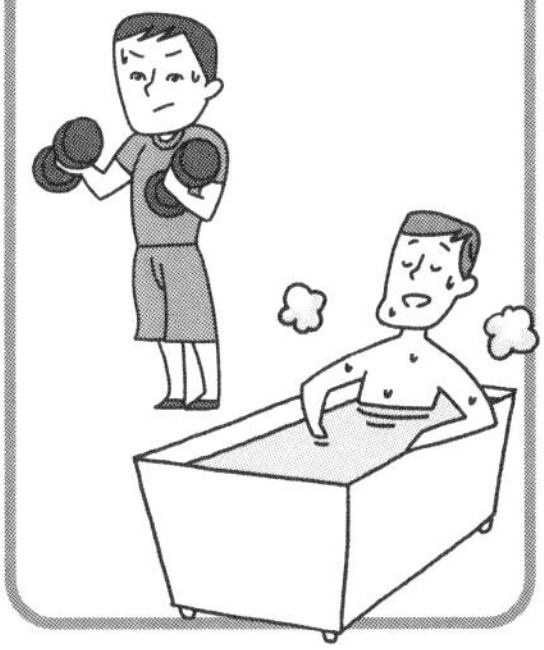

❸ よく噛んで食べる

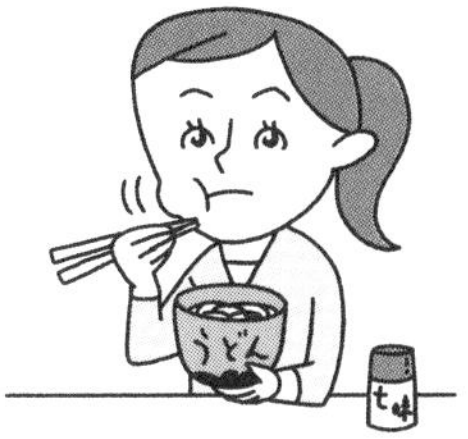

❹ キャベツ、大根おろし、山芋などを食べる

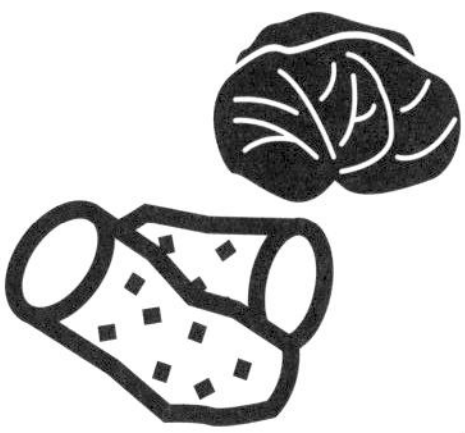

❺ 赤ワインを飲む

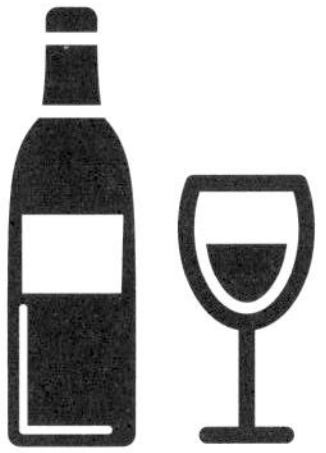

など

二日酔（γ-GTP《ガンマジーティーピー》高値）

西洋医学では「二日酔はアルコールが体内で代謝されてできる『アセトアルデヒド』によって起こされる一連の症状である」とされている。もちろん間違いではない。

しかし、漢方医学では二日酔は「水毒」（体内の過剰な水分）だと捉えられている。

二日酔のときに出現する、嘔吐、頭痛、頻尿、下痢、腹痛などの症状は、すべて水毒症状と完全に一致する。

考えてみるまでもなく、**ビールの約93％、日本酒やワインの約85％は水**である（図31）。

「真水を一晩で3ℓ飲め」と言われてもなかなか難しいが、ビールの大瓶（約633㎖）を一晩で5本（約3ℓ）飲むことができる人は意外と多いのではないだろうか。上戸にとって、アルコールはとてもおいしいので大量に飲めるわけだ。

すると当然、一緒に水分も体内に入ってきて水分過剰（水毒）を起こす。その排泄反応として「二日酔」の嘔吐、頻尿、下痢（水様便）の症状が出現する（図32）。

サウナで発汗してアルコール（と水分）を抜いている人をよく見かけるが「二日酔」の対処法としては正解である。体内の余分な水分を汗や尿で排泄することができるのだから。

よって宴会でアルコールをたくさん飲む羽目になるようなときは、飲む前に、サウナ浴をしたり運動したりして、体内の水分を排泄しておくのも予防の一助になる。

また漢方薬の「五苓散《ごれいさん》」を、4回くらいに分けて飲むと（アルコールを飲む前、飲んでいる途中、飲んだ後、翌日）、二日酔は90％以上の確率で防げる。

「五苓散」は86ページでも詳細を記すが、文字どおり5つの生薬から成り、そのうち朮《じゅつ》（オケラの根茎）、茯苓《ぶくりょう》（マツホド＝サルノコシカケ科の菌核）、沢瀉《たくしゃ》（サジオモダカの根茎）、猪苓（チョレイマイタケの菌核）の4つが利水（尿）剤であるからだ。

また「五苓散」は、二日酔以外にも「下痢」「むくみ」「嘔吐」「腹痛」「頭痛」などに著効する。

「アルコール」ではなく「水分」で酔う

図31 お酒の成分のほとんどは水分！

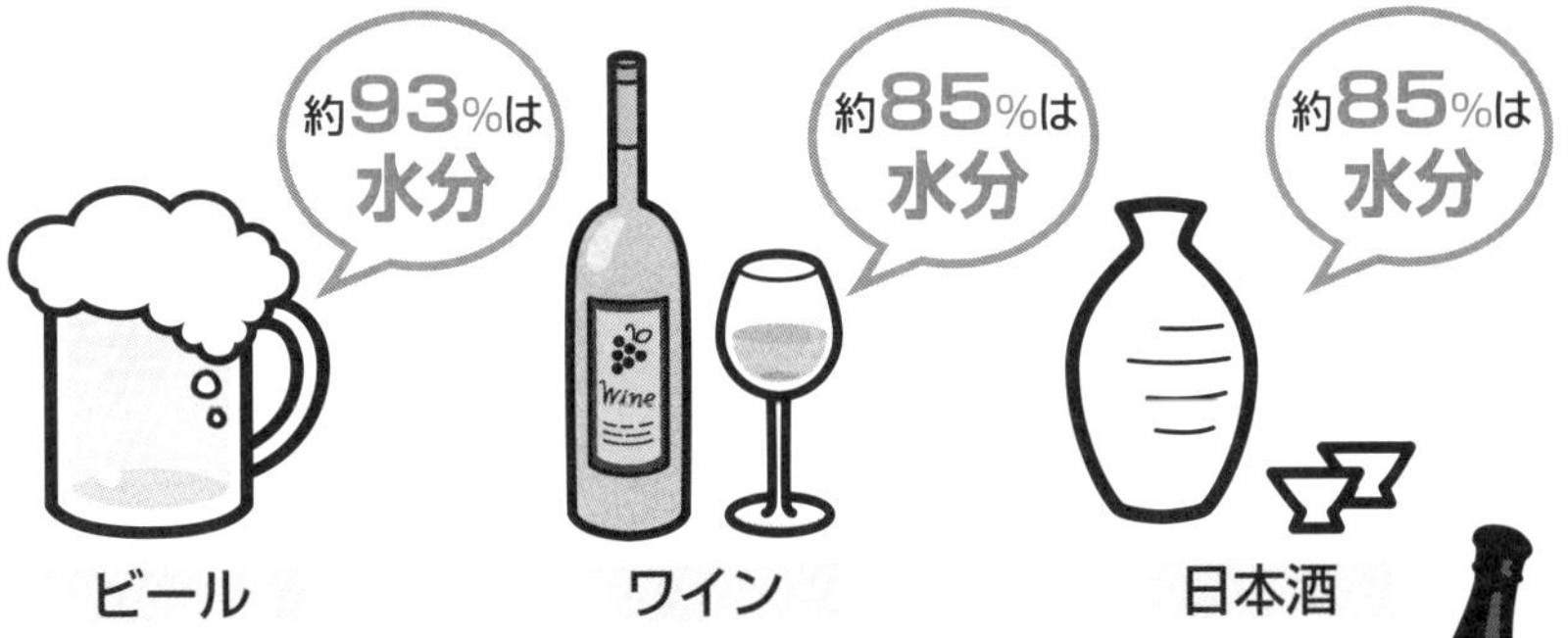
約93%は
水分
約85%は
水分
約85%は
水分
Wine
ビール
ワイン
日本酒

**ビールの大瓶（633ml）を5本、1晩で飲んだら
一気に約3ℓの水を飲んでいることと同じ！**

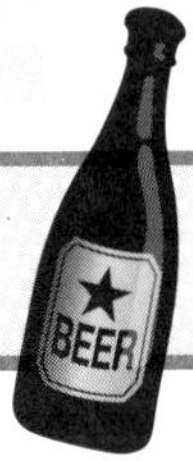
BEER

図32 二日酔の症状

**摂取しすぎた水分を
外に排出するために
「二日酔」の症状が
引き起こされるといえる**

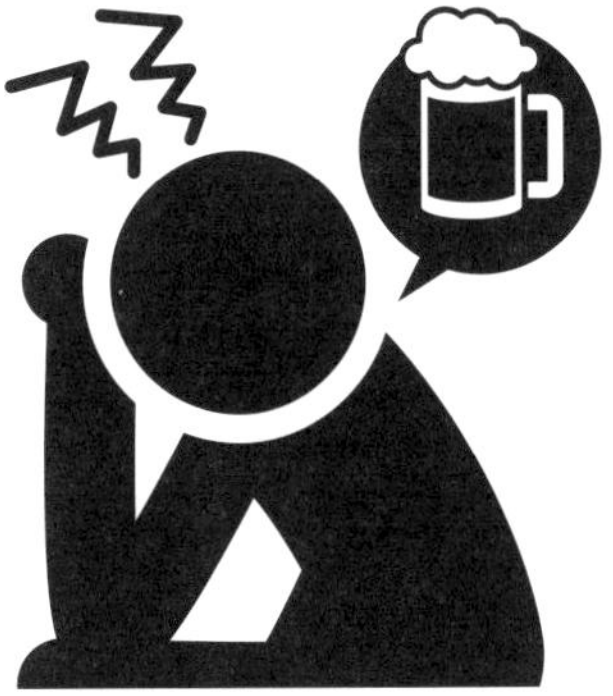

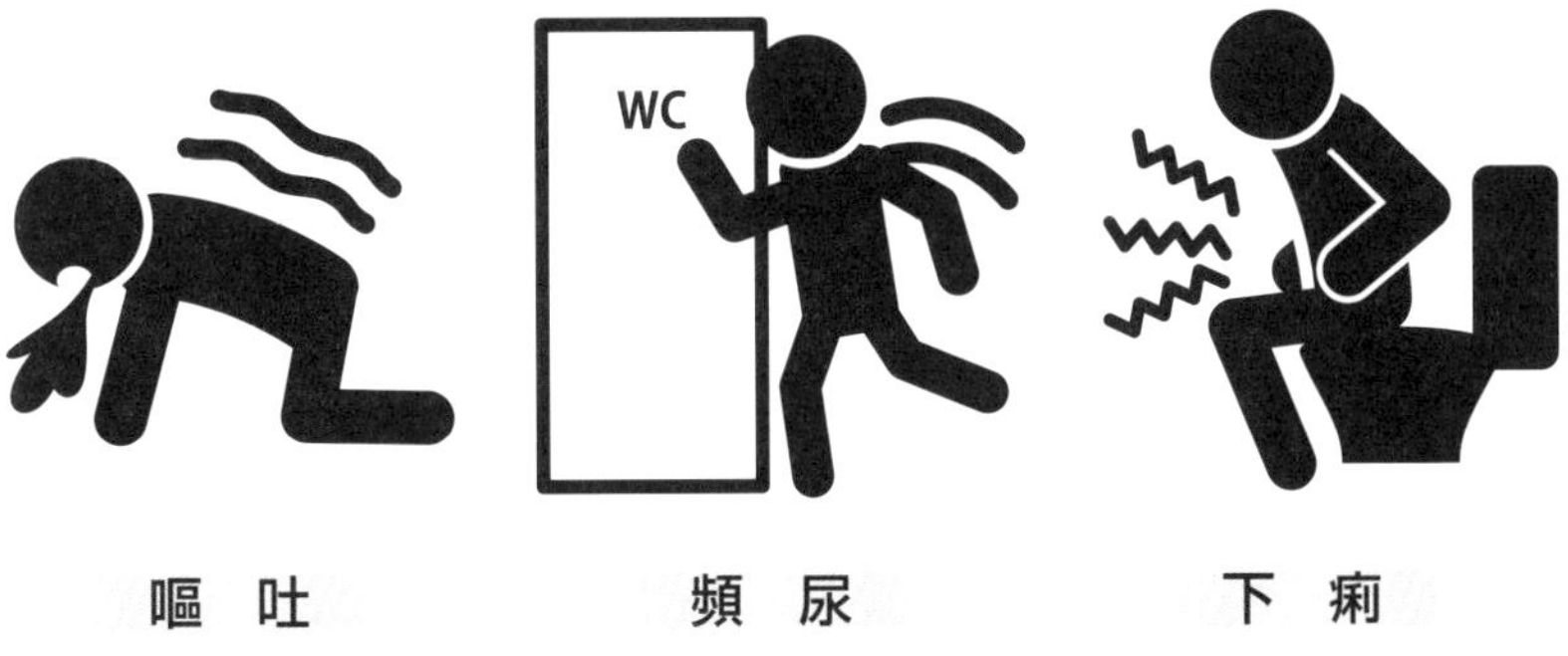
WC
嘔 吐
頻 尿
下 痢

γ-GTP《ガンマ ジーティーピー》と水分

お酒が好きな人は、アルコール性の肝障害があるときに数値が高くなるといわれる「γ-GTP」をよく気にしている。

血液による肝機能検査は〝肝細胞〟や〝胆管の細胞〟から逸脱して血液中に流入してきた酵素の多寡を指標にして行われる。

〝肝細胞内の酵素〟であるGOT、GPT値は、肝炎や肝臓ガンなどにより肝細胞が破壊、傷害されているときに数値が上昇しやすい。

〝胆管系酵素〟であるLAP、ALP、γ-GTPは、肝臓で作られた消化液の胆汁が十二指腸までに流れていく胆道（胆管、胆のう、総胆管）に炎症、結石、ガンなどが存在して胆汁の流れが悪くなると、血液中に多量に逸脱してきて値が上昇する。

GOT、GPT、LAP、ALPなどの値は正常なのに、γ-GTPだけが上昇しているときは、「アルコール過飲」との診断がくだされる（図33）。

だから、γ-GTPのみ高値の患者に「あなたはアルコールの飲みすぎですよ」と医師が言うと、たいていの人は頷《うなず》く。

しかし時折「え？ 私はアルコールが一滴も飲めませんが」という患者がいる。そうすると医師としては困り、「胆のうやすい臓に異常があるかもしれませんので、エコー（超音波検査）をやってみましょう」ということになる。エコーでも、胆のう、すい臓に異常が見つからないと医師は困り果ててしまう。

しかし、私の経験上、**アルコールを飲まないのにγ-GTPが高値の人は「お茶、水、コーヒー、炭酸水などをしょっちゅう飲んで水分過多（水毒）に陥っている人」が多い**。考えてみるまでもなく、ビールの93％、日本酒やワインの85％は水分なのだから、γ-GTPはアルコールではなく「アルコールに含まれる水分」で上昇してくるといってもよい。

そのため、アレルギー疾患、リウマチ、水太り、心不全など、漢方でいう「水毒症」の疾患で、γ-GTPが上昇してくることも、しばしば観察される。

水分の摂りすぎがγ-GTPの数値を上げている？

図33 γ-GTPだけが高い理由はアルコールの過飲？

アルコール性肝障害の指標

γ《ガンマ》-GTP

肝臓の解毒作用を行う酵素。肝臓や胆管の細胞が壊れるとγ-GTPが血液の中に流れ出てくる。毒性に敏感で、お酒の飲みすぎなどによっても数値が高くなる

51以上の数値は要注意とされる

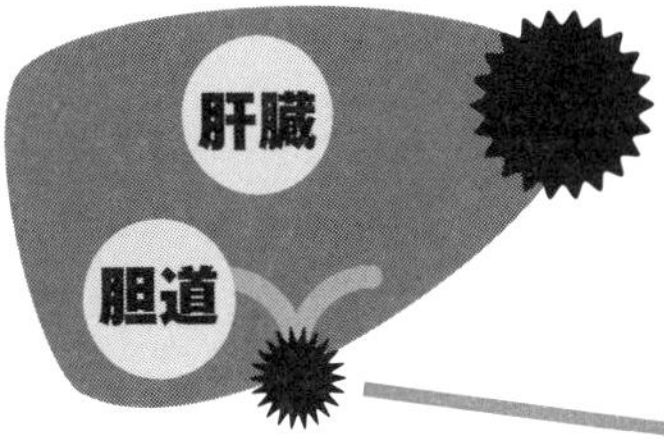

肝臓細胞の障害があると

GOT
GPT
増加

胆道細胞の障害があると

LAP
ALP
γ-GTP
増加

他の値は正常なのに
γ-GTPの値だけ高いときは
「アルコール過飲」と診断される

お酒を1滴も飲まない人でも「γ-GTP」の数値が血液中で上昇することがある

お茶や水、コーヒー、炭酸水を過飲している人もγ-GTPが高くなりやすい傾向がある！

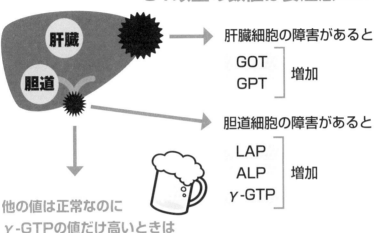

むくみ

血液中には、水、タンパク質、コレステロールや中性脂肪などの脂質、糖の他、クレアチニン、尿素窒素、尿酸などの老廃物、ビタミン、ミネラル、種々の酵素、ホルモン、赤血球、白血球、血小板などの血球が含まれている（図34）。

よく表現される「血液ドロドロ」になるのは、タンパク質、コレステロール、中性脂肪、糖、赤血球、血小板などの成分が多すぎるときだ。一方「血液サラサラ」にするのが「水分」だ。だから西洋医学では血栓症（心筋梗塞、脳梗塞）の予防として「なるべく多くの水分を摂るように」とすすめる。

が、**血液はある程度の粘稠性《ねんちゅうせい》（ドロドロ）がないと健常性は保たれない**（図35）。**もし血液中に「水分」が多くなりすぎると、血液の粘着性を保つために、血圧が上昇し、血管壁の外に水分が出されて「むくみ」が生じる。**

血液中のタンパク質が腎臓を通して尿に大量に捨てられたことで血液中のタンパク質が減り（低タンパク血漿）、その結果、むくみが起きるのが、ネフローゼ症候群という疾患だ。これは血液中のドロドロ成分の「タンパク質」が血液中に少なくなり、血液にサラサラ成分の「水分」が多くなりすぎることによって、血管壁の外に血液中の水分が出されて「むくみ」が生じている。

それと同時に血液中のコレステロール値が300〜400㎎／dℓと驚くほど上昇してくる。つまり、血液がサラサラになりすぎたため、血液の粘稠性を保つための反応である。

むくみについて、よくわかる事例が「点滴」だ。

日本の病院では重症の患者が食物の摂取がままならなくなると、24時間連続の〝点滴〟で水分と栄養を補給して延命を図る治療がなされる。

そのとき、往々にして表れる症状が、下肢や上肢のむくみと多量の喀痰《かくたん》だ。むくみは「水」そのものであるし、多量の水様の喀痰も水毒の症状である。

点滴によって水毒の状態になってしまうと、血液中の水分も多くなり、血圧も上昇し心臓に負担がかかり心不全を招きやすくなる。典型的な「医原病」の1つだ。

図34 血液成分の組成

液体成分（血漿）（約55％）

区分	成分	割合	働き
水		約91％	血液循環、体温調節
有機物	タンパク質	7％	栄養、免疫、凝固
有機物	脂肪（コレステロール、中性脂肪など）	1％	栄養
有機物	糖質	0.1％	栄養
有機物	作用物質（ビタミン、ホルモン、酵素）		玄妙な生理作用、代謝調節
有機物	老廃物（尿素窒素、クレアチニン、尿酸など）		
無機物（ミネラル）	ナトリウム、カルシウム、ヨード、カリウム、塩素、マグネシウムなど		pH調節、CO_2運搬、浸透圧調節

有形成分（約45％）

成分	働き
赤血球	酸素運搬
白血球	殺菌、老廃物の貪食処理、免疫
血小板	止血、凝固

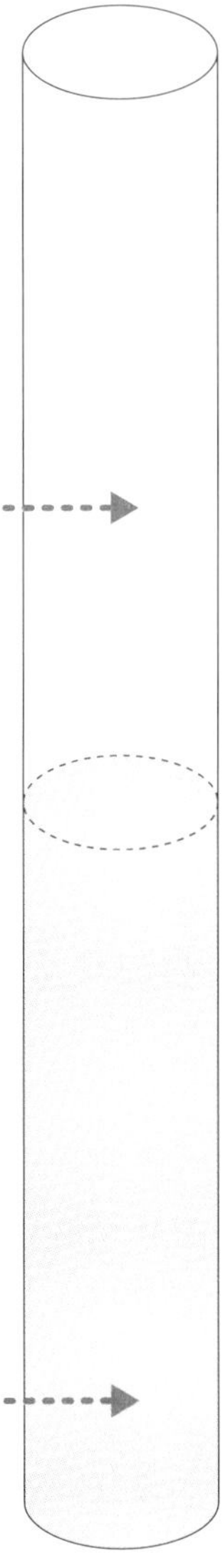

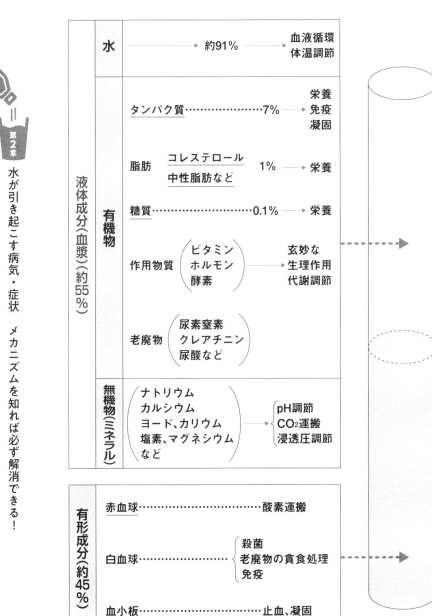

高コレステロール（動脈硬化）

動脈硬化の元凶は、コレステロール値が高いことだといわれる。今の医療現場では、総コレステロール値が２１９mg／dℓ、もしくはＬＤＬ（悪玉）コレステロール値が１３９mg／dℓの値を越えると、すぐにスタチン製剤などの抗脂血剤が処方される。

しかし、総コレステロール値が、３５０mg／dℓ以上、ＬＤＬ値が２２０mg／dℓ以上の驚くべき高値を示しながらも、薬（抗脂血剤）を服用せず平気で元気に過ごしている70歳代、80歳代の人がいらっしゃる。

なぜ、コレステロール値が高いのに元気でいられるのか。実はこういう人は、ほとんどが色白でフワッとした体型の「水太り」の人である。「水太り」の人は、細胞間質や毛細血管内などの細胞外液に水分を多くため込んでいる。前項の「むくみ」ができる理由と同様に、**体に水分が多くて、血がサラサラになりすぎた状態を健常な状態に戻すための反応として、コレステロール値が高くなる場合がある**のだ（図36）。

だから、動脈硬化が起こる可能性があるからといってコレステロール値の高さだけを見て「抗脂血剤」を服用すると、危険な場合がある。

コレステロール値が高くなっている理由が、〝動脈硬化などの有害な状態を惹起《じゃっき》している〟ことが理由のときもあれば、水分の摂りすぎで〝血液中の粘稠度を保とうとする体の反応〟で、コレステロール値が高くなっていることがあるからだ。

私はその見極め方の１つとして**「老人環」があるかどうか**を確認している。

「老人環」とは眼の角膜の上縁に沿ってあらわれる白色の輪のことだ。これは老化のサインであると同時に、コレステロールの沈着、すなわち動脈硬化をあらわす所見である。

そのため、総コレステロール値が３００mg／dℓ以上の人の診察のとき、眼に「老人環」が存在しない人は、コレステロールが動脈硬化などの有害な状態を惹起していないと判断し、私は「抗脂血剤」の服用をすすめないことにしている。

血液がドロドロになる本当の理由

図35 血液はある程度の粘稠性《ねんちょうせい》（ドロドロ）がないと健常性は保たれない

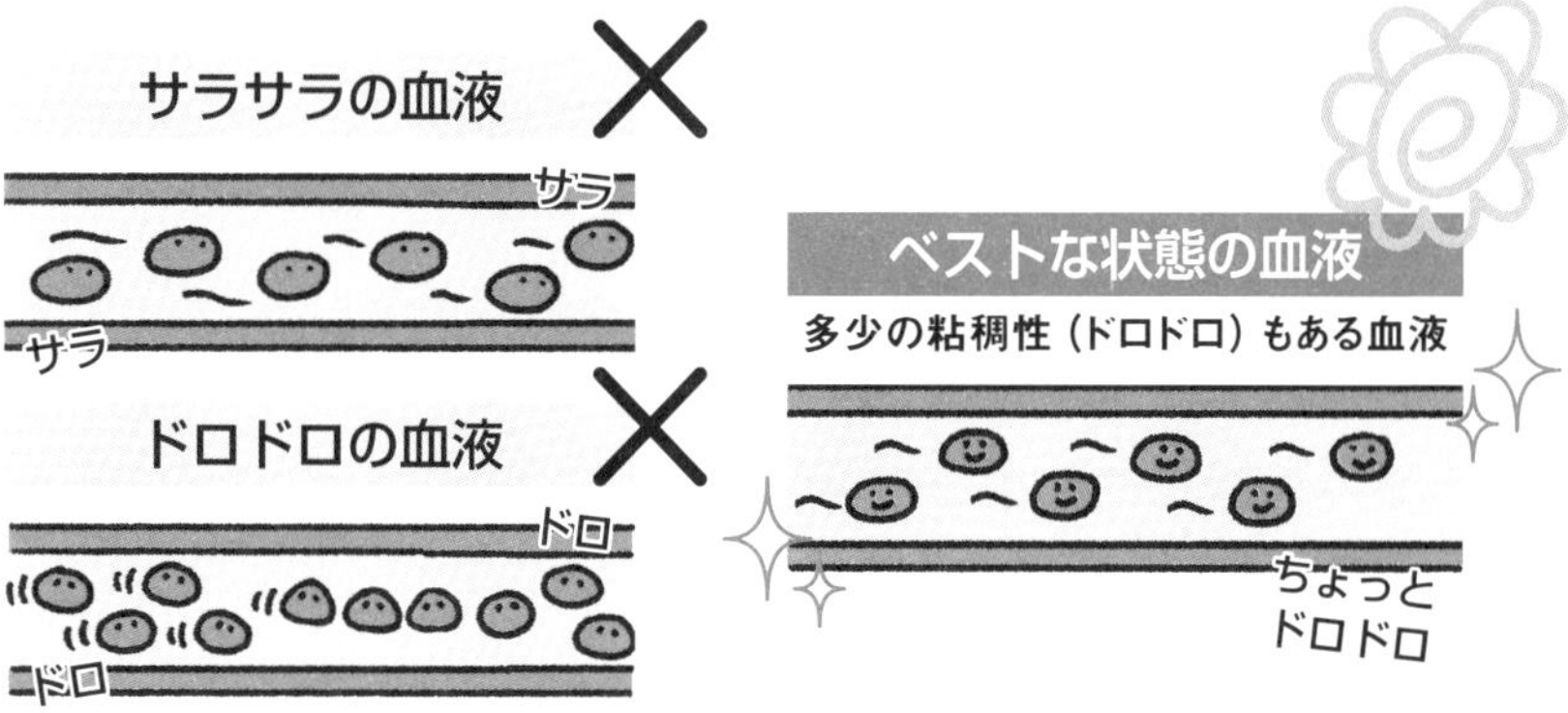

図36 むくみを起こしたり、コレステロール値が上がる理由の1つ

血液がサラサラになりすぎたら健常性を保つために
体は、血液を粘稠性（ドロドロ）のある状態にしようとする

血液の粘稠性を保つために起こる反応

むくみ

血液中の余分な水分が
血管外に排出されて
皮下に移動して
「むくみ」を起こす

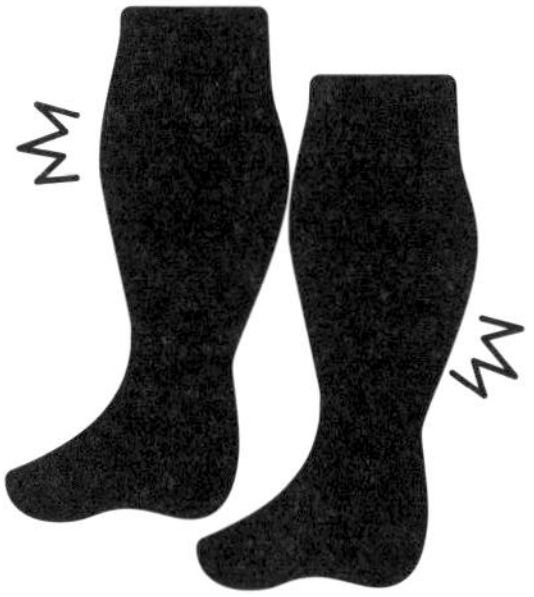

コレステロール値が上がる

血液がサラサラになりすぎると、「血液ドロドロ」をつくる成分の1つであるコレステロールの値が増加する

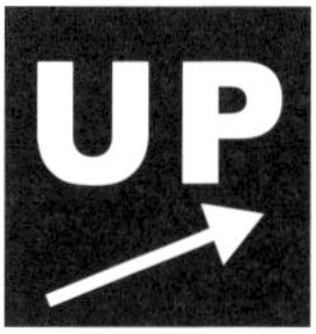

動脈硬化のサイン「老人環」

ただし、コレステロール値が高いのは、水分の摂りすぎではなく、動脈硬化の状態を引き起こしている場合もある。「老人環」が目の中にあれば動脈硬化の恐れがあるので要注意

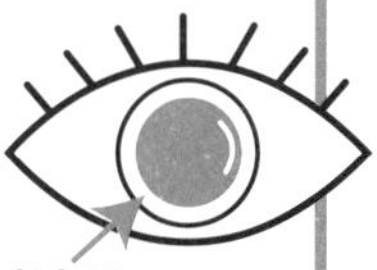

てんかん

「てんかん」とは、脳の神経細胞が電気的に過剰興奮する状態で、発作的に痙攣《けいれん》や意識障害などを起こすものである。

脳の腫瘍《しゅよう》、炎症、外傷の他、尿毒症、急性熱性疾患など原因が特定されるもの以外の遺伝的、素質的な「てんかん」を、一般の人々は「てんかん」と認識しているようだ。

日本のてんかん患者数は100万人以上とされている。米国では「10人のうち1人は一生のうち、少なくとも1回のてんかん発作を起こす」という。西洋医学では抗てんかん薬を半永久的に服用させる。

漢方医学では「てんかん」に、わざわざ「水てんかん」と「水」を冠している。水を飲みすぎると、体が冷えて血行が悪くなる。そんな状態で、寝不足、疲れ、ストレスなどが加わると、交感神経が働いて血管が収縮し、さらに血流が悪くなる。脳の血流が悪くなると、脳の働きが十分に遂行できず、痙攣や意識障害を起こすのだ（図37）。

「抗てんかん剤の服用をやめたい」と、私のクリニックに来院されたてんかんもちの女子大生。その人はある日突然目の前がチカチカし、目の奥が痛くなって、てんかんの発作に見舞われて意識を失ったという。その後も発作が起きるたびに、その目のチカチカなどの症状があった。

この2つの症状は、目の中の「眼房水《がんぼうすい》」という水分が多いことをあらわしている。それはそのまま体内の水分過剰をあらわす。また、発作が起こると全身の筋肉に力が入り、硬直、痙攣を起こす。これは、人体最大の産熱器官である筋肉に力を入れ、体熱を高めて脳をはじめ、全身の血行をよくしようとしている反応に他ならない。

この人には、まず家の中に1日いて安全なときに薬をやめてもらうことから始め、余分な水分を出す「五苓散《ごれいさん》」、脳を含めて上半身の血流をよくする「葛根湯《かっこんとう》」を処方して様子をみることにした。結果、今はほぼ薬には頼っていない。こう見てくると**「てんかん」も「水毒」の一症状**であると推測される。

水分の摂りすぎが血行を悪くする

図37 「てんかん」も「水毒」の一症例

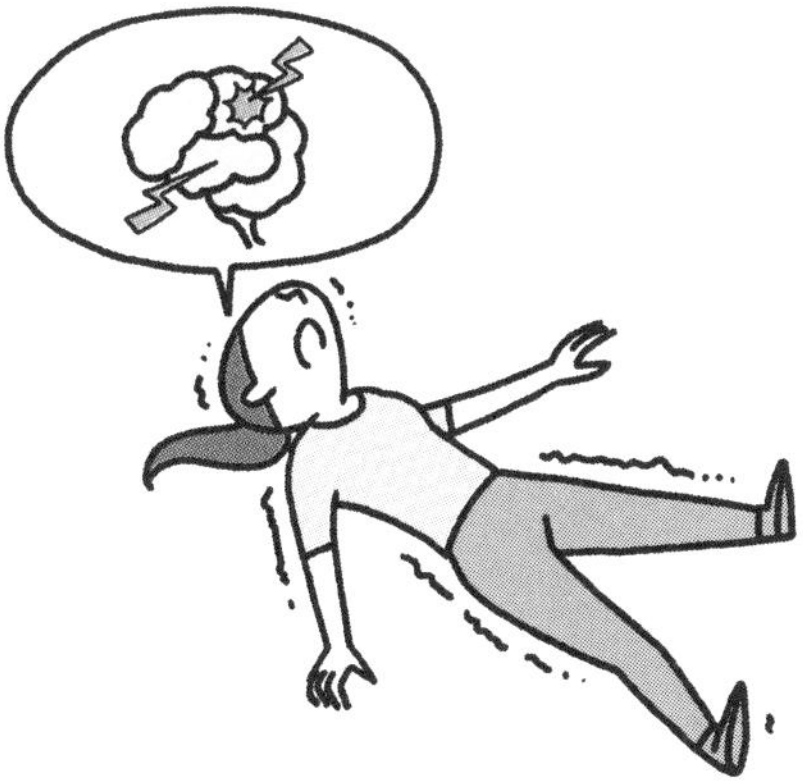

「てんかん」の発作が起きると、
突然意識を失い、
手足を引っ張るような硬直、
痙攣が生じる。
部分発作の場合は、
意識があったとしても、
体の一部がピクピク動いたり、
汗が出たり、赤くなったり、
言葉が出なくなる。

てんかんの原因は様々あるが、「水毒」の１つの症状でもある

❶ 水を飲みすぎる

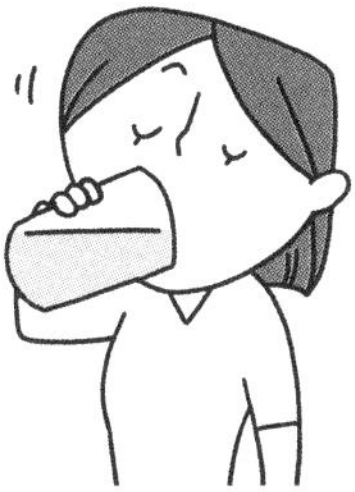

❷ 体が冷える

❸ その状態で寝不足、疲れ、ストレス

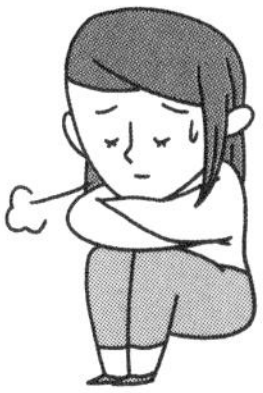

❹ 交感神経が働き、血管が収縮血流が悪くなる

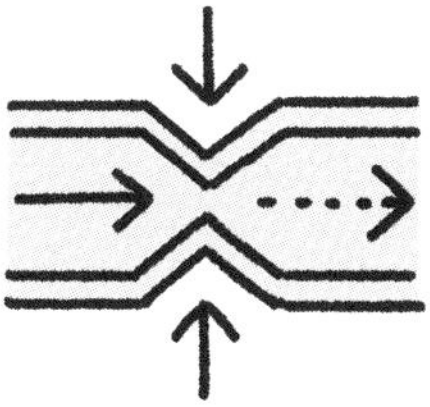

❺ 脳の血流も悪くなり、電気信号が乱れる

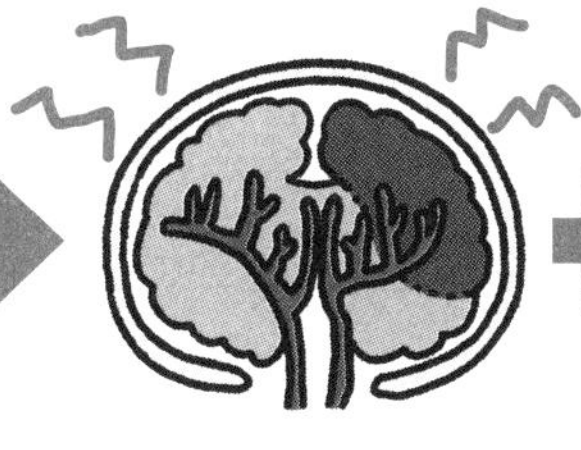

❻ 発作になり、痙攣や意識障害が起こる（てんかん）

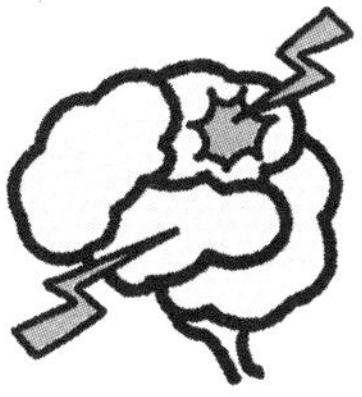

熱中症

「熱中症」は文字通り「熱に中《あた》る」という意味で、体の内外の「熱さ」によって引き起こされる。つまり「体内の熱産生が高まっても外界への熱放射が困難な状態」で起こるのだ（図38）。

前兆として頭重、けん怠感、あくび、めまい、手足の運動障害が起こる。ひどくなると痙攣《けいれん》や精神錯乱を起こし、体温上昇（特に40℃以上）をきたす。

熱中症は、炎天下の高温と直射日光が原因と考えられがちであるが、気温より影響があるのは、実は「湿度」である。気温が30℃以下でも、湿度が60％を越えたら室内でも熱中症を発症することがある。

暑熱下での体温の調節をしているのは「発汗」と「気化熱」である。暑いと汗をかくが、この汗が蒸発するには気化熱が必要で、汗が蒸発するときにこの熱を体から奪う反応で体温が下がる。だが**高湿度の環境下では、汗をかいても蒸発しにくいので、気化熱による体温低下が十分に起こらず「熱中症」になりやすい**わけだ。

エアコンなどがなかった50年前の日本では、室内外の温度が優に30℃超えていたとしても、熱中症にかかる人はほぼいなかった。暑いときはいつも汗をかいて、気化熱を奪い、体温を下げる反応を皮膚が活発に行っていたからだろう。

だが最近は、28℃の室内にいた人が「熱中症」で病院に搬送されることもある。暑いときに冷房の中に長い間滞在するようになったことで、汗をかく機会が減り、発汗による体温低下が十分に起こらず体内にうつ熱して「熱中症」が生じる。

なお、手前勝手な見解かもしれないが、熱中症で倒れる人が増えているのは日本人の低体温化のせいかもしれない。体温が低いと日頃汗をあまりかけず体温調節能力が低下する。そうなると暑熱環境に対応できないで熱中症にかかりやすくなる。体温が低下した要因の1つには「水分の摂りすぎ」がある。

つまり**「水分の摂りすぎ」→「体温低下」→「体温調節能力の低下」→「熱中症にかかりやすい」との見方もできる**わけだ（図39）。

汗をかけず体温調節ができない現代人

図38 熱中症の仕組み

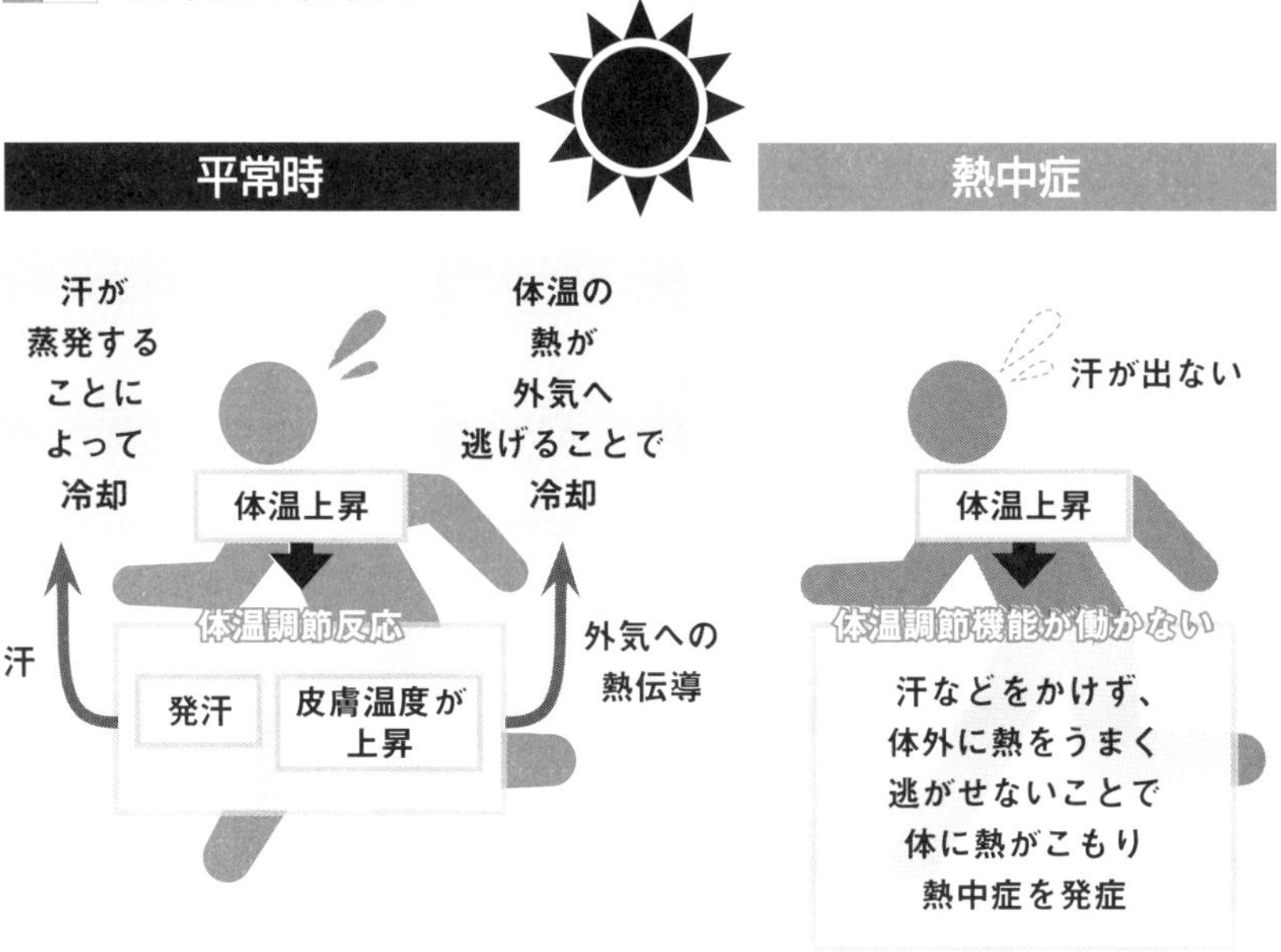

図39 現代人は体温調節能力が低下しているため、熱中症にかかりやすい

エアコンのあたりすぎ

汗をかく機会が減り、体温調節機能が低下したことで高温多湿な環境でも体の熱をうまく発散できず体内に熱がうつ熱しやすい。

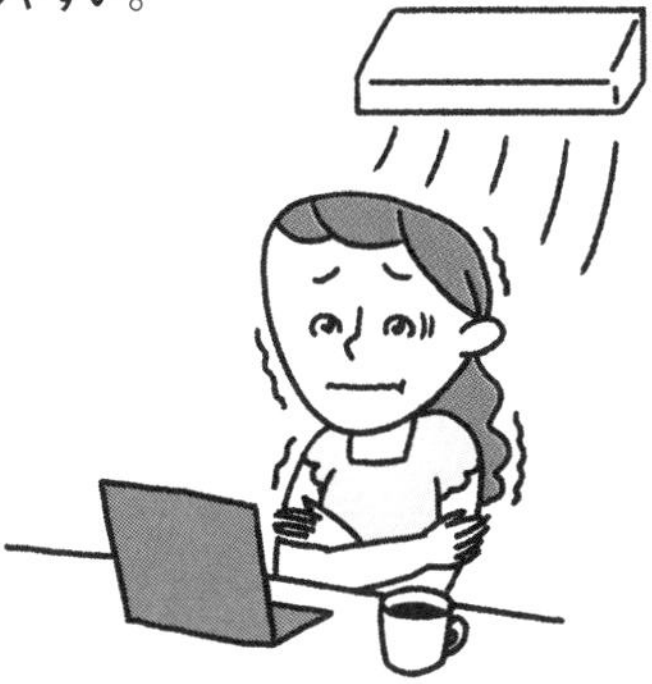

低体温化

体温が低いと日頃汗をあまりかかないため体温調節能力が低下。いざ暑熱環境下にいることになったときに体温調節できず、熱中症になりやすい。

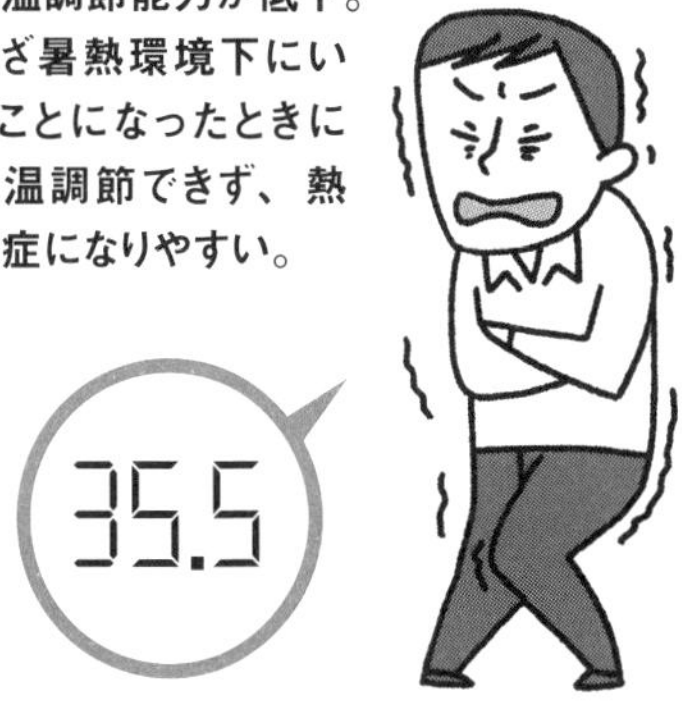

熱中症の予防策

「熱中症の予防に、こまめに水を飲め」というのが、西洋医学の指導であるが「水を飲むことで体が冷える」という一面は期待できるものの、いくら水を飲んでも、汗をかかなければ、体温調節はうまく機能しない。

よって、熱中症を予防するには、日頃十分な**運動、入浴、サウナなどをして、発汗を促す訓練をしておく**必要がある（図40）。

また、熱中症予防に食材のオススメは、カリフラワー、チンゲン菜、水菜、菜の花、大根などの「アブラナ科」である。

皮膚の内側にある「アクアポリン」と呼ばれる水分の通り道を活性化させると、汗の蒸発が促される。この「アクアポリン」を活性化させるのがこの野菜たちなのだ。

また、七味唐辛子、ネギ、すりおろし生姜などの、発汗を促す薬味も摂り入れるとよい。

もし**「熱中症」と思われる人がいたら、次の処置が必要**だ。

---

(1)衣服をゆるめ、胸元を開き放熱を助ける
(2)日陰の涼しい場所に横に寝かせる
(3)うちわや扇風機で、頭や首など上半身を冷やす
(4)冷水や冷水でしぼったタオルで頭や首を冷やす
(5)水分を補給する

ただ、水分補給といっても、体液に近い水を補給したほうがいい。

血液、リンパ液、組成液など人間の体液は「真水」ではない。「塩水」を補給する必要がある。そのため、次のものなどで、水分を補う必要がある。

①こぶ茶や自然塩一つまみを入れた緑茶、麦茶（冷たいもの）
②ナトリウム、カリウム、マグネシウムなどの「塩」が含まれているスポーツドリンク
③甘酒

甘酒の成分は体液と酷似しており、水分、塩分、糖分がバランスよく含まれている。

汗をかく訓練と食材で熱中症予防

図40 体温調整能力を向上

■ 発汗を促す訓練

運動　入浴　サウナ

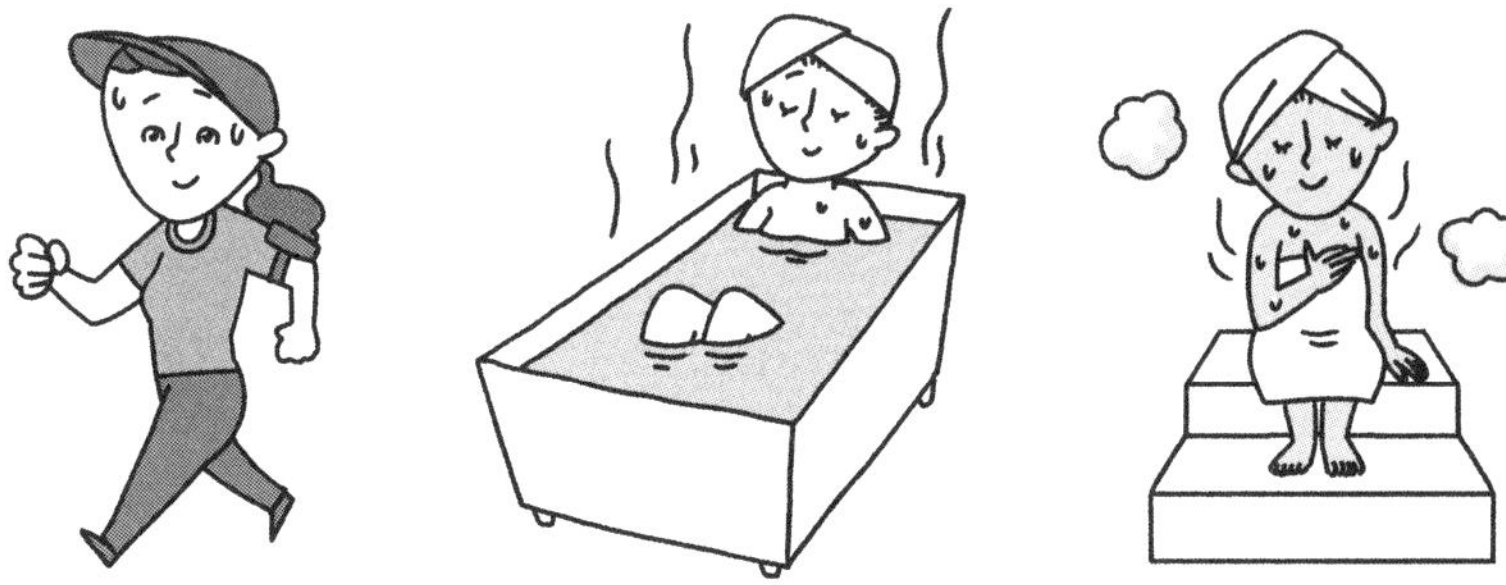

■「アクアポリン」を活性化させる食材を摂る

アクアポリンとは、体の細胞膜に存在し、水を通過させるという特別な性質をもつタンパク質。アクアポリンがトンネルのような穴を形成することで、水が細胞膜を横切って移動することができる。皮膚の中でも特に、肌の上の層（表皮）には血管が通っておらず、血管による栄養や水分の運搬ができない。アクアポリンは、この表皮に水を行き渡らせる役割を担っている。この水分の通り道を活性化させると、汗の蒸発が促される。

―「アクアポリン」を活性化させる野菜―

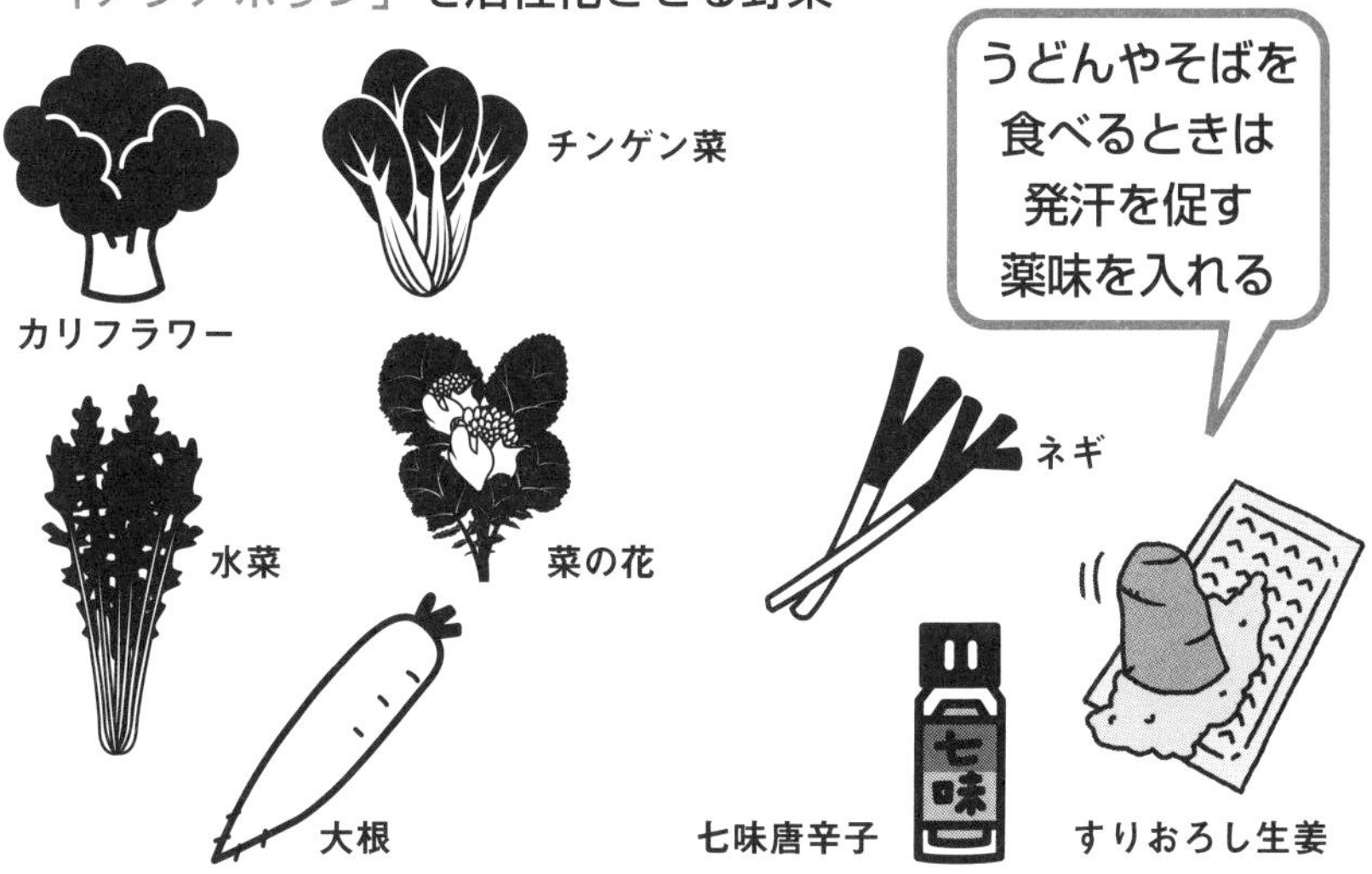

体が冷えている人は寝汗をかきやすい

汗を日頃からよくかいておけば水毒が緩和されて安心なのかといえば、一概にそうだとは言えない。特に、**寝汗、冷や汗、少し動いただけで汗をかく人、食事中に大量に汗をかく人、手のひらに汗が多い人は、体内に水が多くたまり、体が冷え切っている可能性がある。**

昭和30年代までに猛威をふるった結核の、代表的な症状の1つに「寝汗」があった。結核にかぎらず重大な病気が潜在していると、寝汗をかくことが多い。今の医学が「寝汗」をかく代表的な疾患として注目しているのは「悪性リンパ腫」である。

「汗」はそもそも激しい運動、暑熱環境下での労働、入浴、サウナなどで、体温が上昇しすぎたときに気化熱によって体熱を奪い、体温を低くするための体の生理反応である。しかし、寝汗は寝床の中で運動もしていないのに出てくる。しかも、午前3～5時の気温や人間の体温がもっとも低くなる時間帯に寝汗をかく人がほとんどだ。

この午前3～5時は魔の時間帯だ。1日のうちで一番多く人が死亡する時刻であり、喘息《ぜんそく》の発作や潰瘍性《かいようせい》大腸炎の腹痛、アトピーの痒《かゆ》みも頻発する。不眠症の人が目を覚ますのもこの時間帯がもっとも多い。自殺する人が多いことも知られている。体温が下がると、ありとあらゆる病気が発生しやすい。

そのため、**体温と気温が1日のうちでもっとも低くなる午前3～5時に、体のメカニズムが反応して、体を温めるために、体を冷やす余分な水分を体外に排泄する。それが「寝汗」**である（図41）。

体が冷える原因の多くは、水の摂りすぎである。実際に、水、お茶、コーヒー、炭酸水などを不必要に摂っている人に寝汗は多い。そのため寝汗も、漢方の「五苓散《ごれいさん》」がよく効く。

また、ストレスがかかり副腎髄質《ふくじんずいしつ》からアドレナリンが分泌されて血管が縮んで血行が悪くなり、体温が低くなったときに出る「冷や汗」は、「寝汗」と似た意味を持っている。

少し動いただけで汗をかく人、食事中に大量に汗をかく人、手の平に汗が多い人の汗も「冷や汗」と同じだ。

運動をしていないのに汗をかく人は要注意！

図41 意図せずに汗をかくのは、体が冷えているから？

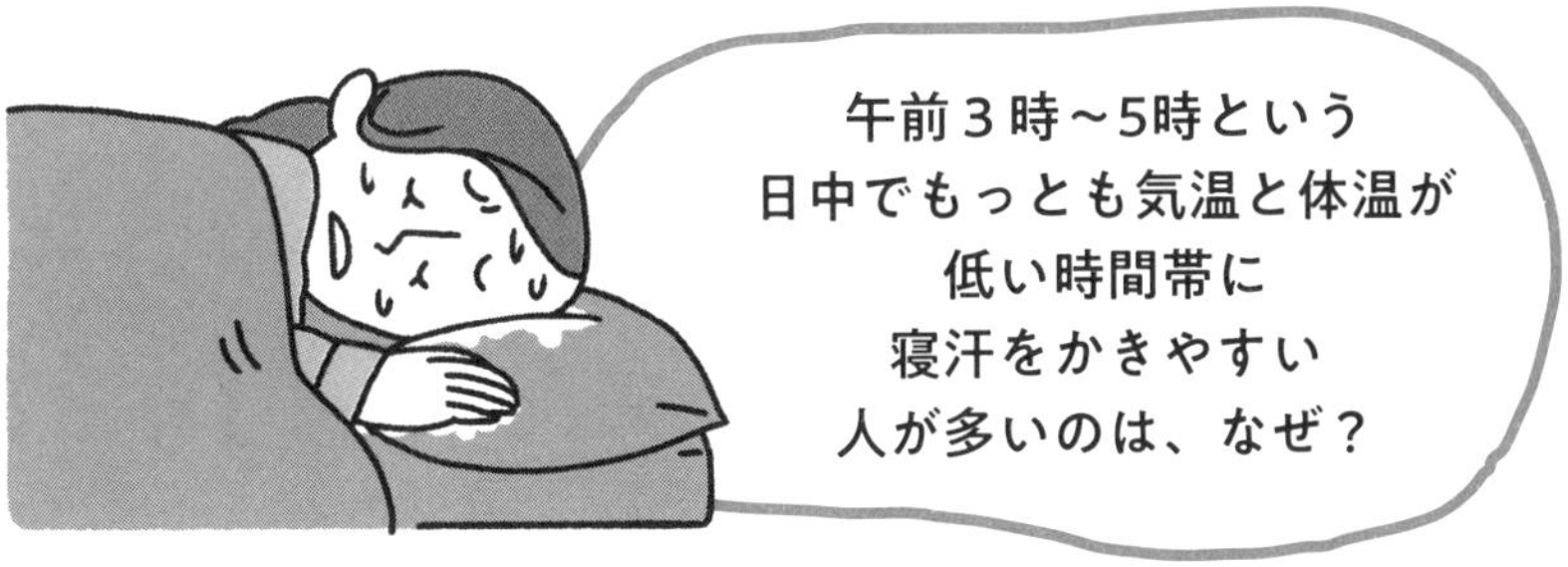
午前3時～5時という
日中でもっとも気温と体温が
低い時間帯に
寝汗をかきやすい
人が多いのは、なぜ？

**体が冷えすぎるのを防ぐために
体を冷やしている原因の“余分な水分”を
体外に出している反応が「寝汗」**

体の中に**余分**な
水分が多い人が
寝汗をかきやすい！
ということ

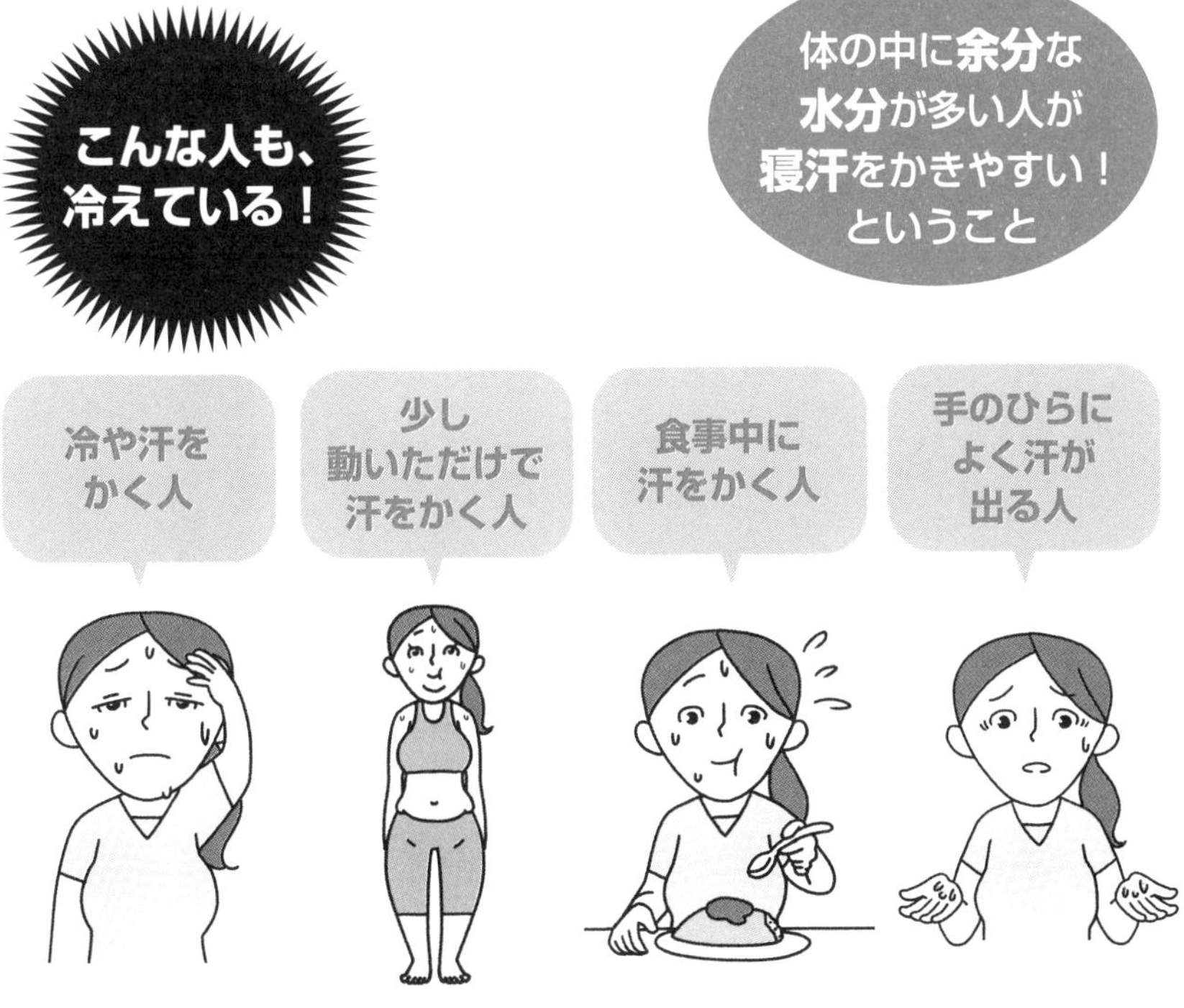

うつ病

うつ病をはじめとする種々の精神病は、東洋医学的にいうと「冷え」＝体温低下からくる病気だ。その証拠に、11月から3月の寒い時期にかかるうつ病が増えている。

また、午前中は不調で、午後は少し改善するというのも特徴だ（図42）。

要するに**「うつ」は、体温、気温の低下で悪化する「冷え」の病気でもある**ということだ。

自殺する人の90％は「うつ状態」か「うつ病」とされている。２０１９年の都道府県別の自殺死亡率（全年齢）は、1位が青森県、2位 岩手県、4位が新潟県、5位が山形県、6位が福島県、9位が宮城県だった。北日本の寒い地域に多発していることがおわかりいただけるだろう。ランキングはここ数年、大きな変動はない。また、「うつ」はハンガリー、フィンランド、スウェーデンなどの北欧の国々に多発する傾向がある。逆に南国でのうつ病患者の人数はうんと少なくなる。

つまり「日照量の少なさ」と「低気温（＝低体温）」が背景にあるのはまちがいない。

また、**「うつ」をはじめ精神疾患で悩んでいる人は、雨やくもりの日など、湿気が多い日に症状が悪化する**傾向にある。

つまり「水毒」の病気でもあるという証左である。

漢方医学では「うつ」を改善する薬として「気を開く」作用のある「生姜」と「シソの葉」を含んだ「半夏《はんげ》厚朴《こうぼく》湯《とう》」が２０００年来、使われてきた。

「半夏厚朴湯」は「気分がふさいで、のどから食道部に異物感（飲み込むことも吐くこともできない、何か詰まった感じ）があり、ときに吐気、めまい、不安を伴う症状」に効くとされている。「うつ病」「不安神経」「ヒステリー」「ノイローゼ」「自律神経失調症」「嗄声《させい》（しわがれ声）」「せき」などに用いられる。

また、「うつ病」の人にこの「半夏厚朴湯」と「苓桂《りょうけい》朮甘湯《じゅつかんとう》」（34ページ）を併用すると、さらによしとされる。「苓桂朮甘湯」は「茯苓《ぶくりょう》」と「朮《じゅつ》」で利尿（水毒をとる）を図り「桂枝（シナモン）」で血と気の流れをよくする作用がある。

低気温、低体温と「うつ」の関係

図42 寒い地域は、うつ病の発生率が高い？

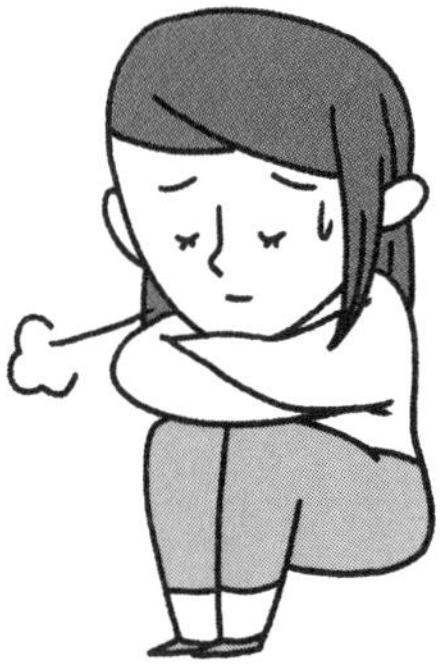

湿気が多い日（水）や
寒い日（冷え）、
午前中の冷える時間帯に
うつが悪化しやすい

■ 都道府県別自殺死亡率ワースト10

（厚生労働省人口動態統計に基づく自殺死亡および自殺死亡率より作成、2019年分）

順位	都道府県	自殺死亡率
1位	青森県	20.8
2位	岩手県	20.5
3位	群馬県	18.9
4位	新潟県	18.5
5位	山形県	18.2
6位	福島県	18.2
7位	鹿児島県	17.9
8位	奈良県	17.5
9位	宮城県	17.5
10位	佐賀県	17.5

寒い地域が大半を占める

うつ病の主な症状

身体症状

・睡眠障害（不眠）
・頭痛が続く
・めまい
・肩こり、背中の痛み
・食欲不振（食欲の低下or過食）
・疲労、倦怠感　など

精神症状

・不安・イライラ感
・何をしても楽しくない
・ぼんやりすることが増える
・集中できない
・悲観的に考える　など

「うつ病」への対処

「うつ病」の患者さんに、私が対処法としてお伝えしている民間療法をお伝えしておく（図43）。

食材としては、「すりおろし生姜」と「黒糖」か「ハチミツ」、そして体を温める食物がオススメだ。

「すりおろし生姜」は、味噌汁や納豆、豆腐、うどん、そば、煮物、醤油などに、ご本人が「うまい」と思う量を入れて食べてもらうといい。

そして熱い紅茶に、黒糖かハチミツを「うまい」と思う量を入れて1日3杯以上飲んでもらうことにしている。

さらに、「青・白・緑」の体を冷やす食物は控えて**「赤・黒・黄」の体を温める食物を積極的に摂っていただき（98ページ）、入浴、サウナ、岩盤浴などで体を温めていただく**ことにしている。

また、**ウォーキングをはじめとした、筋肉運動もすすめている**。

筋肉を動かすと筋肉細胞から「テストステロン」というホルモンが産生分泌され「自信がつき、うつが改善する」ことがスポーツ生理学での研究で明らかにされている。アメリカの心理学者、マダックス博士は「筋肉運動に勝《まさ》るうつ病の薬はない」とまで言い切っている。

また、涙を出すことも、とても大切だ。悲しい、つらい、苦しい、くやしいなど、心身に負担（ストレス）がかかると、思わず涙が出てくるものだ。

ストレスは、副腎髄質を刺激してアドレナリンの分泌を促し、その結果、血管が収縮して血流が悪くなる。血流が悪くなると体が冷えて、免疫力が低下し、ありとあらゆる病気に罹患《りかん》しやすくなる。よって、**涙という水分を出して、体を温めようとする**わけだ。

また、涙（水分）を体外へ捨てると体が温まり、楽観的（オプチミスティックOptimistic）な考えができるはずだ。涙やため息などの体外へ出す「排泄現象」は、リラックスの神経といわれる副交感神経が働くことによって行われる。

よって心身ともにリラックスできるし、涙を出すことで体が温まり、心の憂さ（ストレス）がとれるのである。

気分が冴えない日常の中で取り入れてほしいこと

図43 うつ病に対する民間療法

1 すりおろし生姜

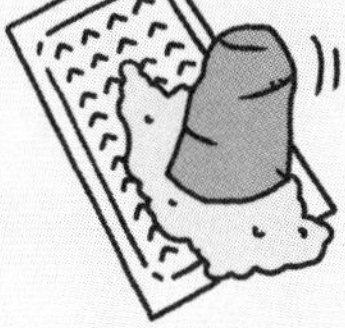

味噌や納豆、豆腐、うどん、そば、煮物、醤油などに「おいしい」と思う量を入れて食べる

2 黒糖かハチミツを紅茶に入れる

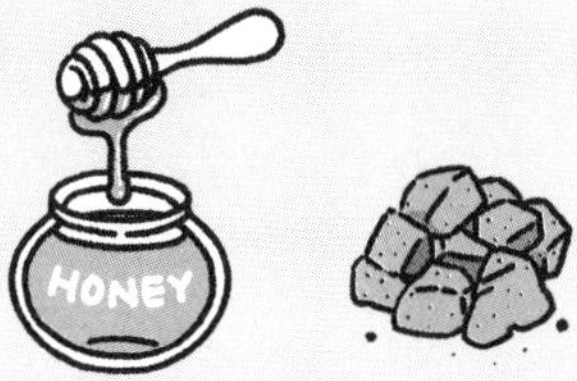

熱い紅茶に「おいしい」と思う量を入れる。1日3杯以上

3 赤、黒、茶の食材を食べる

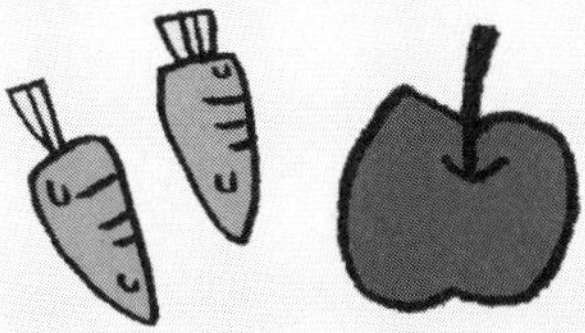

体を温める陽性食品を積極的に食べて、体を冷やす冷性食品は控える

4 入浴、岩盤浴、サウナ

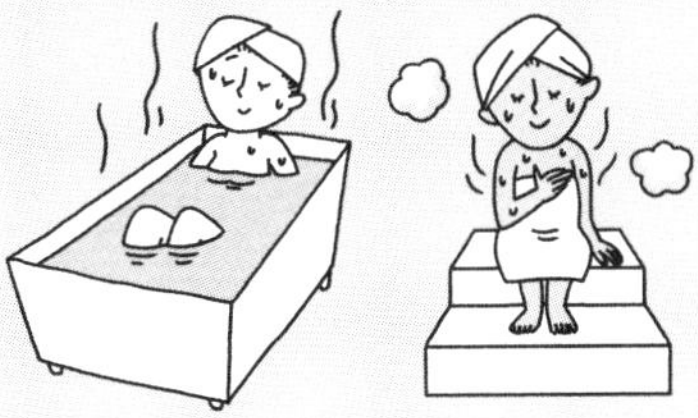

体を温めて、発汗を促す

5 ウォーキング

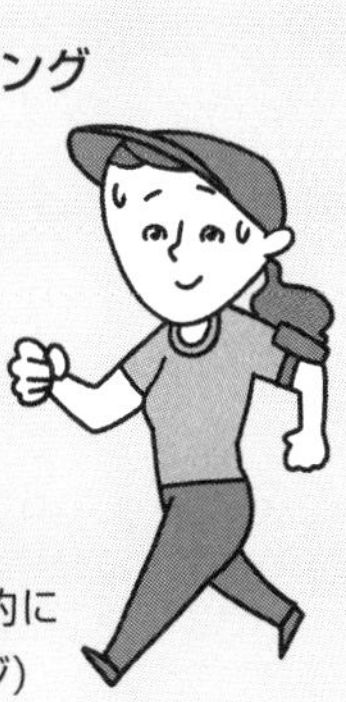

筋肉運動を積極的にする（110ページ）

6 涙を流す

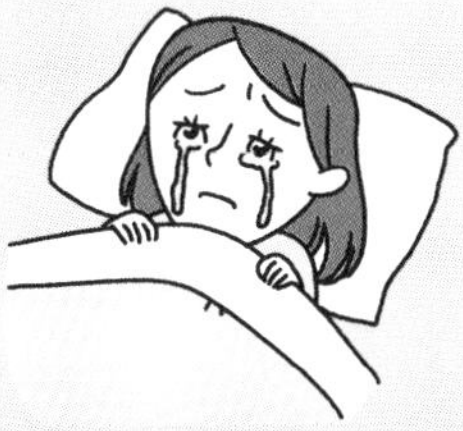

涙を流して、水分を体外に出して体を温める

腎虚《じんきょ》（老化）

古代ギリシャの哲学者アリストテレスが「老化とは乾燥への過程である」と喝破している。確かに、水分が体重の60％以上を占める成人に比べて、老人は50％前後と少なくなる。だからといって「高齢者はこまめな水分補給をしてください」という西洋医学の指導に流されてはいけない。

60歳をすぎると「口が渇く」「のどが渇く」という症状を訴える人が多くなるが、こうした症状は、体内の水分が不足しているから起こる症状ではない。むしろ、体内の皮下、副鼻腔、涙嚢《るいのう》、胃袋、腸管などの袋やくぼみなどの**細胞外には余分な水分がたまっている状態なのに、肝腎《かんじん》の細胞内に十分な水分が届けられていない**ことによって、60兆個の細胞から「水をくれ」という「口渇」のサインが発されている場合が多い。

体内の水分調節をしている臓器は腎臓である。「細胞外には水分がたまっているのに、細胞内では水分が不足している」ということが引き起こされるのは、年齢とともに落ちてくる腎臓の働きの低下の仕業である。

人間は年をとってくると、腰や膝の痛み、足のむくみやこむら返り、（夜間）頻尿、インポテンツなど腰より下の下半身の症状が出現する。それと同時に、老眼、白内障、疲れ目、耳なり、難聴なども並行してあらわれることが多い。下半身の力と目や耳の力は比例しているからだ。また、尻の筋肉が垂れ下がり、太ももの筋肉は細く衰えてきて、下半身が寂しく、たよりなくなる。

こうした状態を漢方医学では「腎虚」という（図44）。漢方医学の「腎」は、西洋医学の「腎臓」も含めた生命力そのものをいう。よって**腎虚は簡単に言えば老化のことで、腎虚＝生命力の衰え＝老化＝足腰の筋力低下といってよい**。

「腎虚」＝「老化」を防ぐには、次ページの民間療法（図45）や、漢方の「八味地黄丸《はちみじおうがん》」がいいだろう。8つの生薬より成っており、そのうち5つまでが山芋（山薬）を中心とした「根の生薬」である。八味地黄丸は「腎」を強くするので、口渇、頻尿をはじめ、腎虚による症状に効く。

高齢者の口の渇きは生命力低下のサイン

図44 腎虚とは

「生命力のもと」である腎

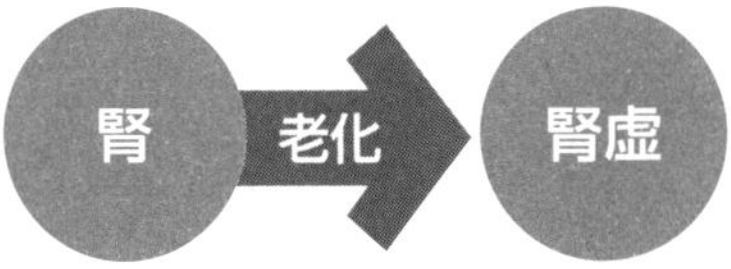

東洋医学では、生命の源であり健康を司る「腎」の働きが弱まった状態を「腎虚」という。腎虚の症状には、足腰の衰え、疲れやすい、頻尿、排尿困難、性欲低下、息切れ、視力低下、難聴、冷え、しびれ、物忘れなどがある。

腎は「水分の調整役」でもある

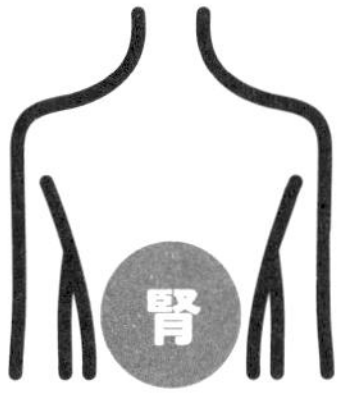

腎臓は血液中の水や老廃物を尿として排出する機能があるなど体内の水分代謝や調整を行っている。

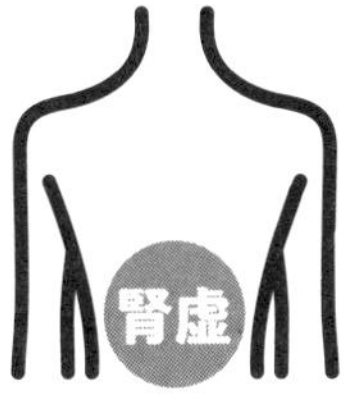

腎臓が衰えると、水分代謝や調整に不調が生じ、「尿トラブル」や、細胞内液ではなく細胞外液に水分がたまりやすくなる。

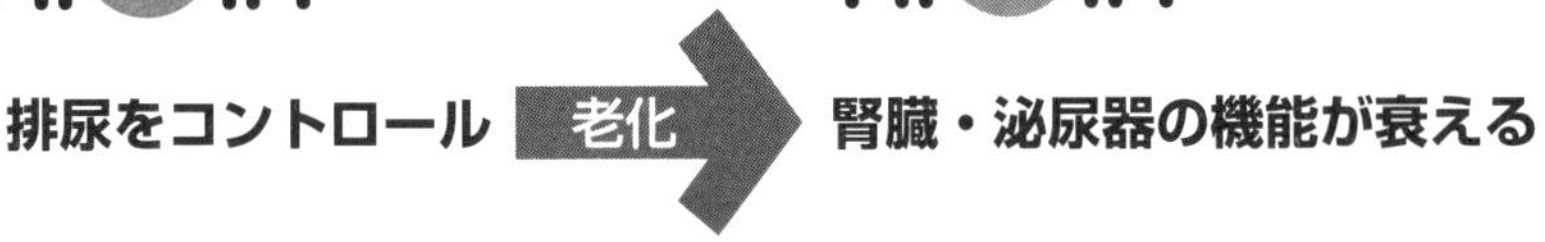
排尿をコントロール
老化
腎臓・泌尿器の機能が衰える

図45 「腎虚」＝「老化」を防ぐには

下半身の筋力を鍛える

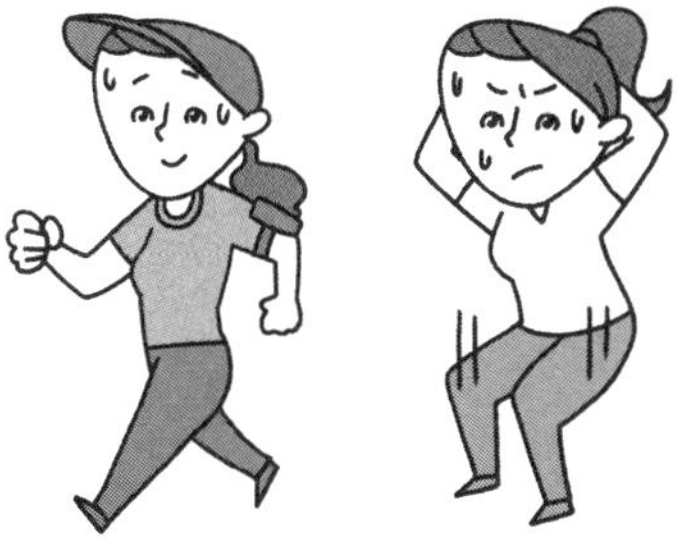

よく歩く　スクワット

テニス　など

人間の下半身に相似する「植物の根」を常食する

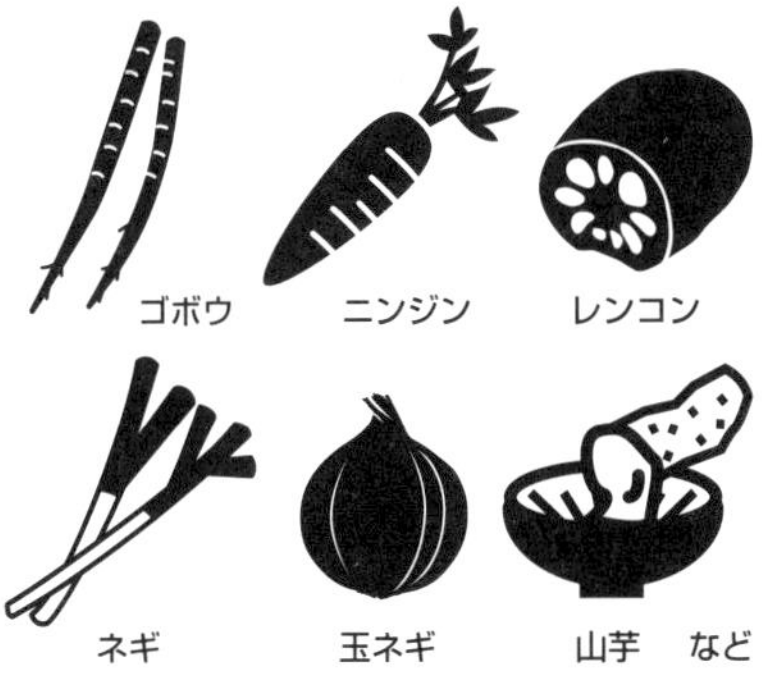
ゴボウ
ニンジン
レンコン
ネギ
玉ネギ
山芋　など

生理不順、生理痛、不妊症

女性は男性に比べて、下半身太り（大根足、下腹ポッコリ）の人が多い。下半身太りの下は臍《へそ》より下がフワーッと膨らんでいる。これは水の成せる業《わざ》だ。しかも、まるで臍の高さに横線でも引いてあるように、臍の上は温かいのに、臍の下は冷たい人がほとんどだ。ということは、**臍の高さから、下肢、足に至るまで、女性は冷えている人が多い**ことを意味する。

また、水は「冷却水」としても働くので、下半身が冷たくなる結果、**下半身に存在する熱や気や血が上方に突き上げられていくことによって、心臓はドキドキし、肺は圧迫感から息苦しさを生じ、顔が赤くなり、イライラ、不安などの症状が出現する**（図46）。

これを、漢方医学ではひっくるめて「昇症（のぼせ）」という。臍より下は冷えているので、そこに存在する子宮や卵巣への血流が悪くなる。

人体のあらゆる臓器は、血液が栄養や酸素を運んでくることで、その臓器特有の働きを遂行している。子宮や卵巣への血流が悪くなると、その働きが悪くなり、女性ホルモンの産生分泌が不足して、生理不順、生理痛や不妊症、更年期障害などが出現する。また、冷たい所には、水分もたまりやすくなり、卵巣のう腫（卵巣の中に漿液《しょうえき》という水分の貯溜）を患ったりもする。

こうした女性の不調・病気の予防・改善するために、次の方法をお伝えしている（図47）。

①汗や尿の出をよくする食物、飲物を積極的に摂る（88ページ）。

②下腹部にハラマキを常時着用する。その上からカイロをあてる。

③ウォーキング、スクワット、かかとあげ、ももあげ運動などで下半身の筋肉を鍛えて、下半身の血流をよくする。

④全身浴のあとに半身浴をする。

⑤漢方薬は、色白でポッチャリした体力のない人には「当帰芍薬散《とうきしゃくやくさん》」、通常の生活をするのに差し障りがない位の体力がある人には「桂枝茯苓丸《けいしぶくりょうがん》」が効く。

子宮や卵巣への血流をよくすれば改善

図46 どうして女性特有の症状は起こるのか

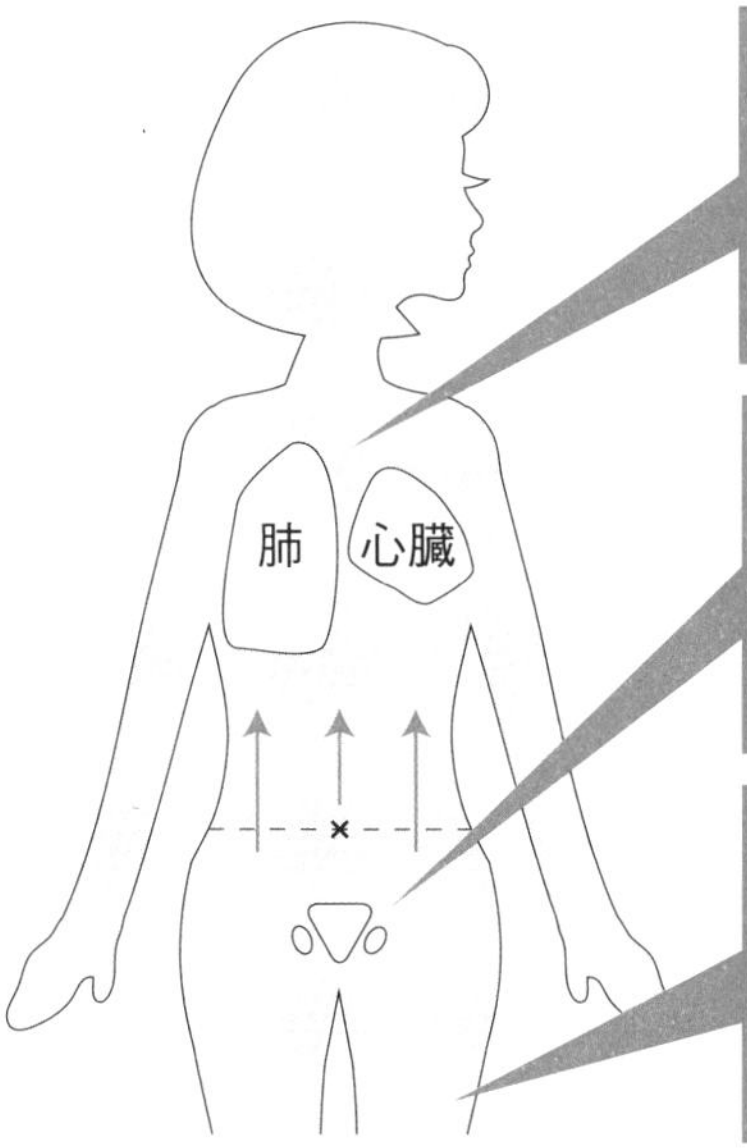

下半身が冷たくなると熱や気、血が上へと突き上げられて、「昇症（のぼせ）」の状態になる

冷えて子宮や卵巣の血流が悪くなり生理不順や生理痛、不妊症、更年期障害などが出現

下半身に水がたまることによって、下半身が太り、冷える

図47 女性の不調・病気の予防と改善方法

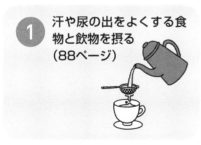

1 汗や尿の出をよくする食物と飲物を摂る（88ページ）

2 下腹部にハラマキを着用

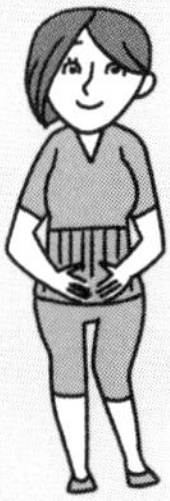

3 下半身の筋肉を鍛える

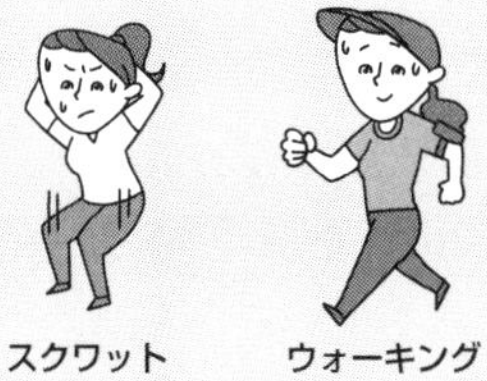

4 全身浴のあとに半身浴をする

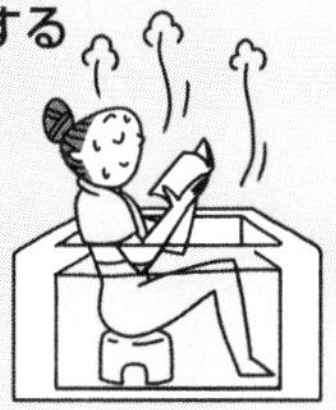

ホット・フラッシュ（更年期障害）

人間は「赤ちゃん」という赤血球が多く、体温が高い状態で生まれ、年齢とともに段々と体温が低下していき、白髪、白内障、白斑《はくはん》が出現する「白ちゃん」になって死んでいく。

体温が高い赤ちゃんの肌や体は軟らかく、体温が低くなる中高年〜老年期になると肌も乾燥し、筋肉も硬くなり、立ち居振る舞いが、ぎこちなく、硬くなる。当然、体内でも「冷え」「硬さ」による症状である動脈硬化、血栓症（心筋梗塞、脳梗塞）、「癌《がん》」（疒の中の〝嵒〟は岩の意）などという、硬くなる病気を患うことになる。

女性の更年期とは、この体温低下が急激に顕著にあらわれる期間である（図48）。

閉経前後の女性は、更年期障害で、肩こり、頭痛、めまい、耳なり、不安、不眠、動悸などの「不定愁訴」「自律神経失調症に似た症状」で悩み、苦しむ人が少なくない。

「不定愁訴」「自律神経失調症」は「水毒」の症状である（34〜39ページ）。

また**更年期障害の代表的な症状はホット・フラッシュだが、これは、いわゆる上半身を熱いと感じさせて、のぼせ、ほてりで発汗を促し、余分な水分を捨てて体を温めようとする反応**だ（図49）。

「発汗する」ということは、水分がたまっていることを意味している。

よって、「ホット・フラッシュ」や「更年期障害」の本当の要因も〝水毒〟と〝冷え〟ということになる。

「ホット・フラッシュ」には、漢方薬の「苓桂朮甘湯《りょうけいじゅつかんとう》」（34ページ）と「加味逍遥散《かみしょうようさん》」を組み合わせるとよい。「加味逍遥散」の構成生薬のうち「薄荷《はっか》」と「山梔子《さんしし》」（クチナシの実）は、上半身の熱を冷ますが、白朮《はくじゅつ》（オケラ＝キク科の根茎）、茯苓（マツホド＝サルノコシカケ科の菌核）、芍薬（シャクヤクの根）の3生薬は、利水剤（尿の出をよくする薬）である。

このことからも、「ホット・フラッシュ」「更年期障害」に水毒が強く深く関係していることがうかがえる。

発汗は水分のたまりすぎから

図48 更年期障害とは

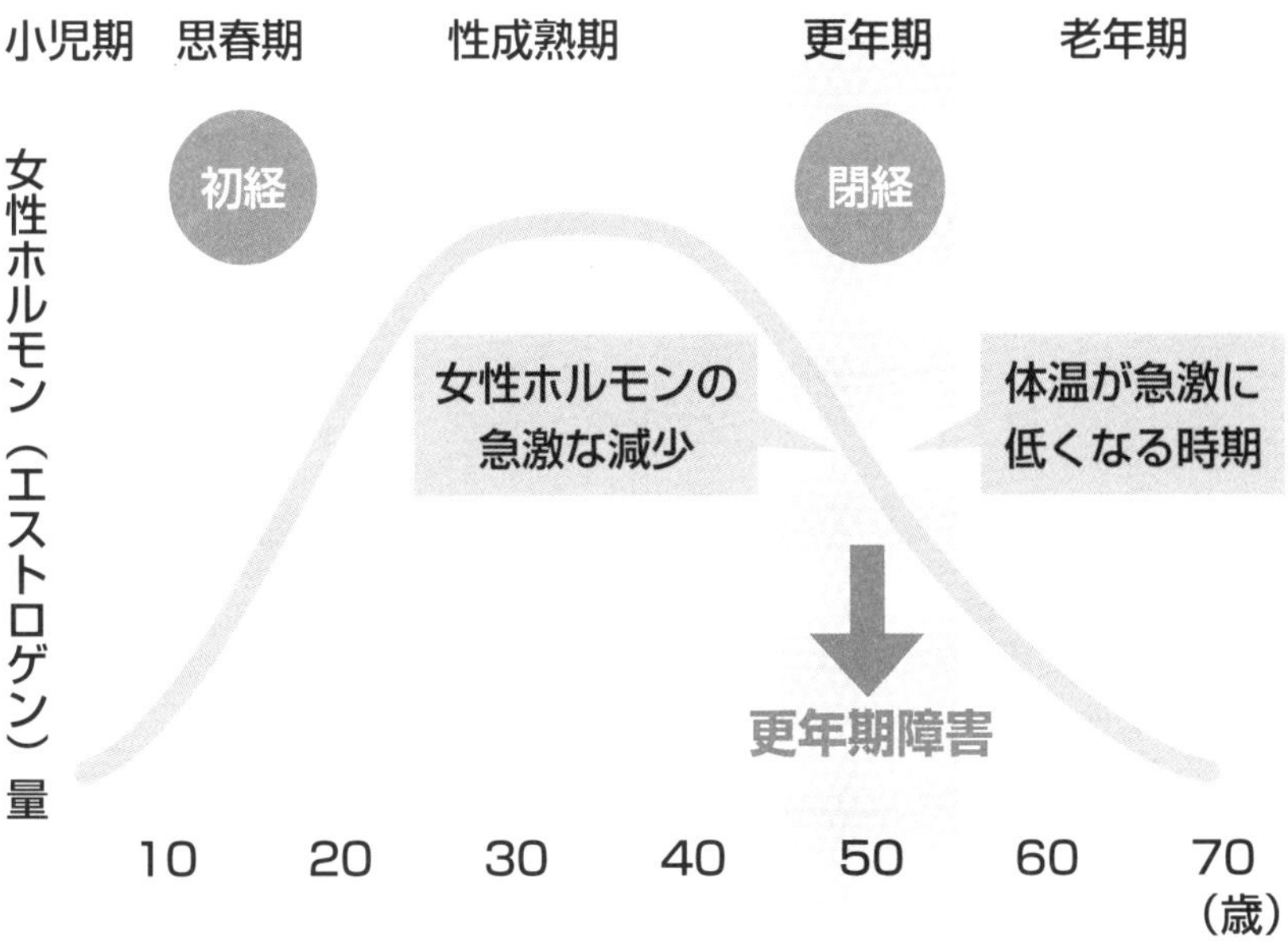

図49 更年期障害の主な症状

ホット・フラッシュ

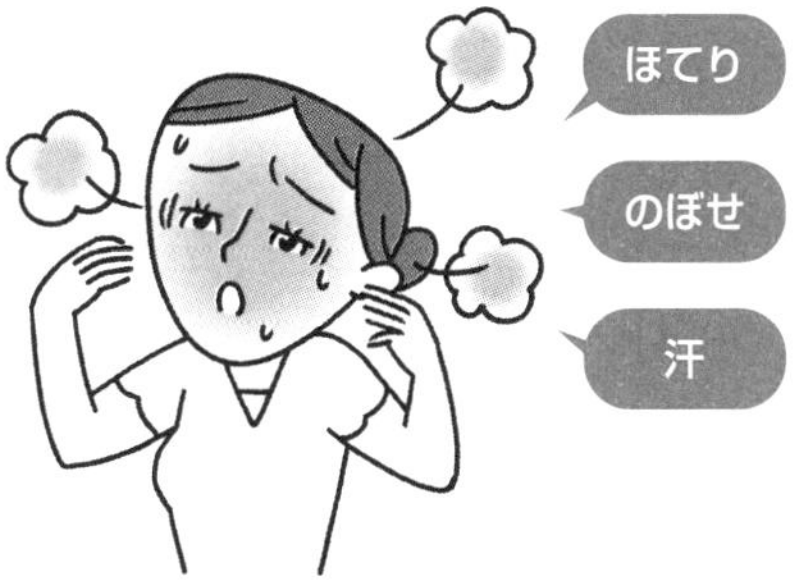

冷え　頭痛　動悸
めまい　肩こり　不安
うつ　不眠　イライラ
など

余分な水分を出して
体を温めようとしている状態

更年期障害の症状は、
「水毒」の症状が
多く見受けられる

緑内障・近視／水虫

緑内障・近視

目の水晶体（レンズ）の中に存在し、レンズの洗浄をしている「眼房水《かんぼうすい》」という水分がある（図50）。

これが多くなりすぎると、眼球は大きくなり光の屈折率が増加して近視になる。近視も一種の水毒である。目が大きくて、潤んだようなきれいな瞳をもつ人に限って近視が多いのは、これから納得がいく。

眼房水の流れ（排出）が悪くなると、眼房水がレンズ内にあふれて眼圧が上がり、視野も狭窄《きょうさく》してくる。これが「緑内障」である。緑内障は「まぶしい」とか「目の奥が痛い」という症状を訴える人が多く、ひどくなると「嘔吐」の症状がある。これは、緑内障が水毒症である証左である。よって、緑内障も水分を不必要に摂る人に起こりやすい。

対処法としては、43℃くらいの湯にタオルをつけて軽くしぼり、両目をつぶって両目、鼻に温湿布を1回に3～4分、1日2～3回していただきたい。試すと緑内障が改善する人がいらっしゃる。やってみる価値はある。

水虫

主に足の皮膚に感染するが、体や手、爪にできることもある。かゆみを伴うことが多く、足の指、足の裏などに小さな水ぶくれができたり、指の間がふやけて皮がはがれたりする。

水虫の原因は「白癬菌《はくせんきん》」というカビ（真菌）に感染することによって起こる。カビは湿っぽいところを好む。

よって日頃、やたらと水分を多く摂り、その結果、汗を多くかき、指と指の間がいつも湿っぽく、白癬菌が増殖するのに、絶好の環境をもっている人に起こってくる。「水虫」とは、原因と病態を正確に表現している、実に「言い得て妙」の病名だ。

「水虫」の治療には、手や足の指など患部の水分を乾いたタオルで十分に拭きとったり、火傷《やけど》に注意してドライヤーで乾燥させることなども大切であるが、まず余分な水分を摂りすぎないことこそ肝要である（図51）。

目と足に水がたまったら

図50 潤んだ瞳は要注意

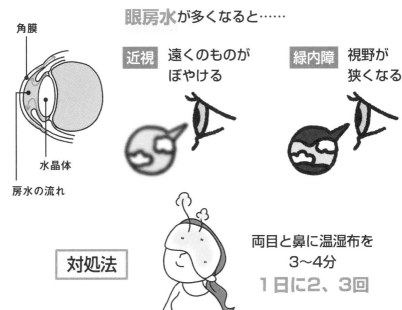

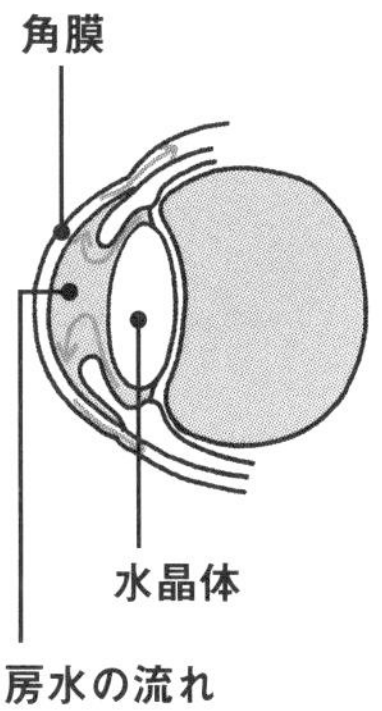

眼房水が多くなると……

近視 遠くのものがぼやける

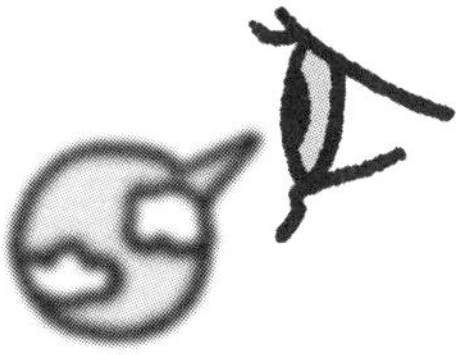

緑内障 視野が狭くなる

対処法

両目と鼻に温湿布を
3〜4分
1日に2、3回

図51 湿っているからカビがはえて水虫になる

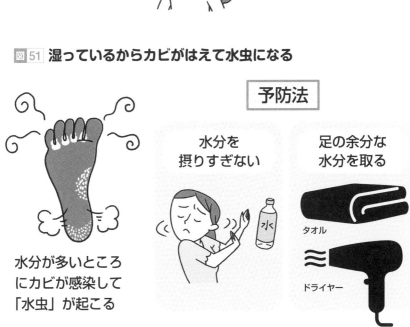

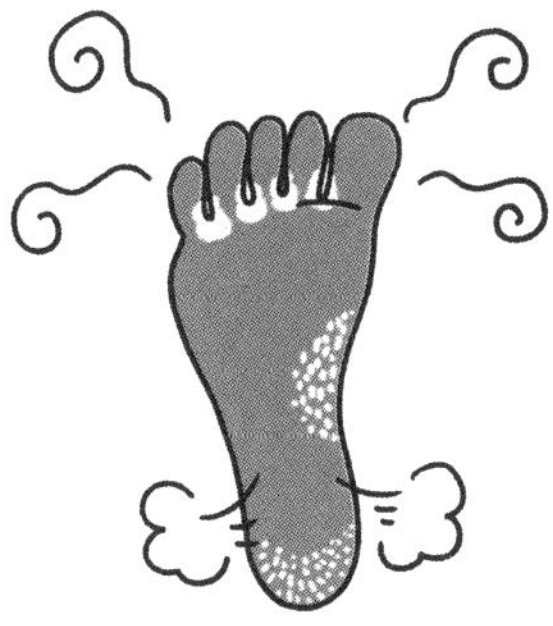

水分が多いところにカビが感染して「水虫」が起こる

予防法

水分を摂りすぎない

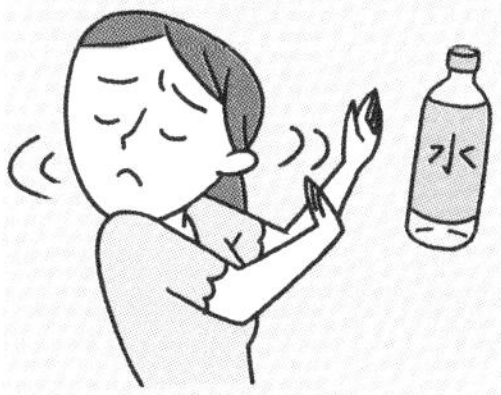

足の余分な水分を取る

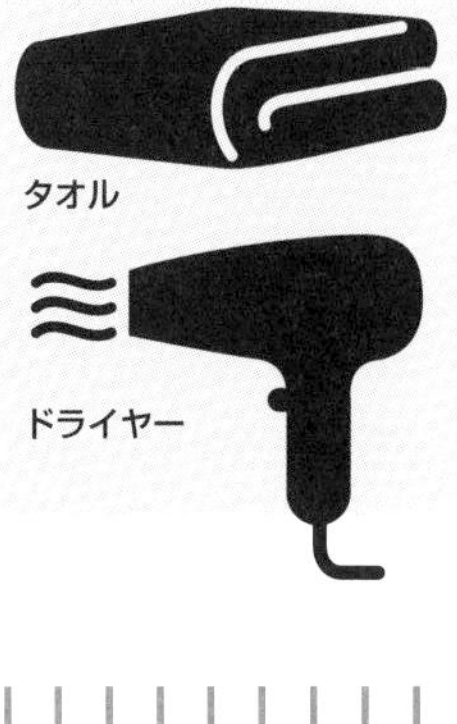

血液成分の多すぎ、少なすぎが引き起こす症状

		多すぎ	少なすぎ
水		水毒（むくみ、心不全）	脱水
タンパク質		高タンパク血症	栄養不良
脂肪		高脂血症 動脈硬化 血栓症 脂肪肝	栄養不良
糖		糖尿病	低血糖 頻脈 ふるえ 失神
ビタミン	**A**	けいれん	肺ガン、膀胱ガン
	E	—	不妊、老化
	C	尿路結石、下痢	壊血病（出血、感染）
	B_1	—	脚気（多発性神経炎）
老廃物	**クレアチニン**	腎臓病	—
	尿酸	痛風	—
ミネラル	**ナトリウム**	むくみ、高血圧	低血圧、食欲不振
	カルシウム	尿路結石	骨歯の脆弱化
	ヨード	バセドウ病	粘液水腫
	カリウム	心停止	筋力低下
	マグネシウム	—	心臓病
血液成分	**赤血球**	多血症→血栓	貧血
	白血球	感染症、白血病	再生不良性貧血
	血小板	血栓症	出血

第3章

体内の「水毒」を追い出す飲み方、食べ方、暮らし方

キホンは細胞〝内〟に水が満たされる体づくり

この章では体内から「水毒」を追い出す対処法をお伝えしていく。

ここまでお読みいただき、「とにかく、水分を摂りすぎなければいいのよね」と思われている人もいらっしゃるかもしれない。もちろんそれは大切だ。が、それだけでは足りない。

「水毒」の対処法でキホンとなるのは、体内に摂り入れた水分を、細胞の内側に入れるようにすることだ（図52）。

「水毒」とは、細胞内液には十分に水分がないのに、細胞外液に水分が過剰に存在している状態である。

例えば細胞間質（むくみ等の原因）、血液内（高血圧の原因）、胃袋（吐気の原因）、腸管の中（下痢の原因）、副鼻腔《ふくびこう》（鼻水、くしゃみの原因）、肺胞（うすい水様たん＝喘息《ぜんそく》の原因）などの細胞外液に水分がたまっている。

だから〝細胞内にまでしっかりと水が満たされる体づくり〟ができていなければ、摂り入れる水分が少なかろうが多かろうが、細胞外液にばかり水分がたまり、細胞内液には水分が十分に吸収されず、水毒が悪化することになる。では、細胞内液にまでしっかりと水分を送り込むためには、どうすればいいのか。

基本としては、血流をよくして体を温める必要がある（図53）。血液内の温かい水分は、細胞内に入りやすくなる。そのため、**運動、入浴、マッサージは有効**だ。また、**納豆、オクラ、山芋、里芋、うなぎ、海藻**などといった「ヌルヌル・ねばねば」している食材は、細胞内に水分を送り込み、保持させて若々しさを保つ成分である「ムチン」が多く含まれている。

また、漢方の「五苓散《ごれいさん》」は、構成される5つの生薬のうちの4つが**利尿作用と細胞外液を細胞内に送り込む作用**を有しているため、水毒の症状の緩和に有用だ。

・朮《じゅつ》（オケラ＝キク科の根茎）：利尿作用
・茯苓《ぶくりょう》（マツホド＝サルノコシカケ科の菌核）：強心、利尿作用
・猪苓《ちょれい》（チョレイ＝マイタケの菌核）：利尿、止渇作用
・沢瀉《たくしゃ》（サジオモダカの塊茎）：利尿、止渇作用
・桂皮《けいひ》（クスノキ科クスノキの樹皮）：発汗、健胃

水分は細胞内に入っていかないと意味がない

図52 水分を摂るなら「細胞内にしっかり入る温かい水分」

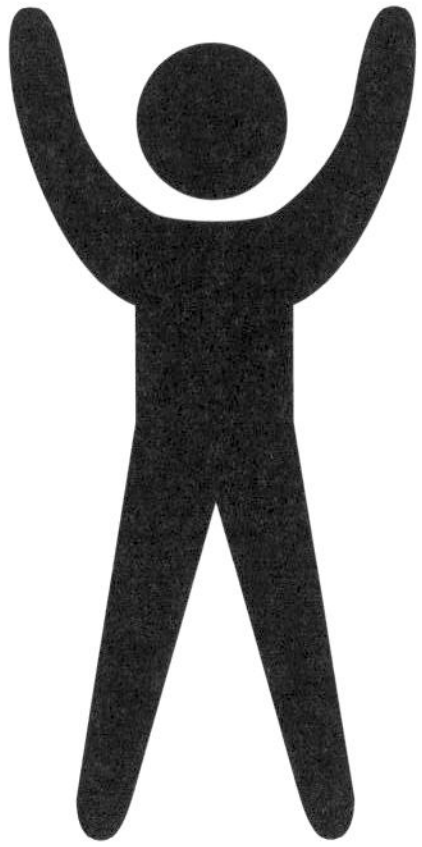

「水毒」を防ぐためのキホンは、
細胞内にまで**水分**を行き届かせること！

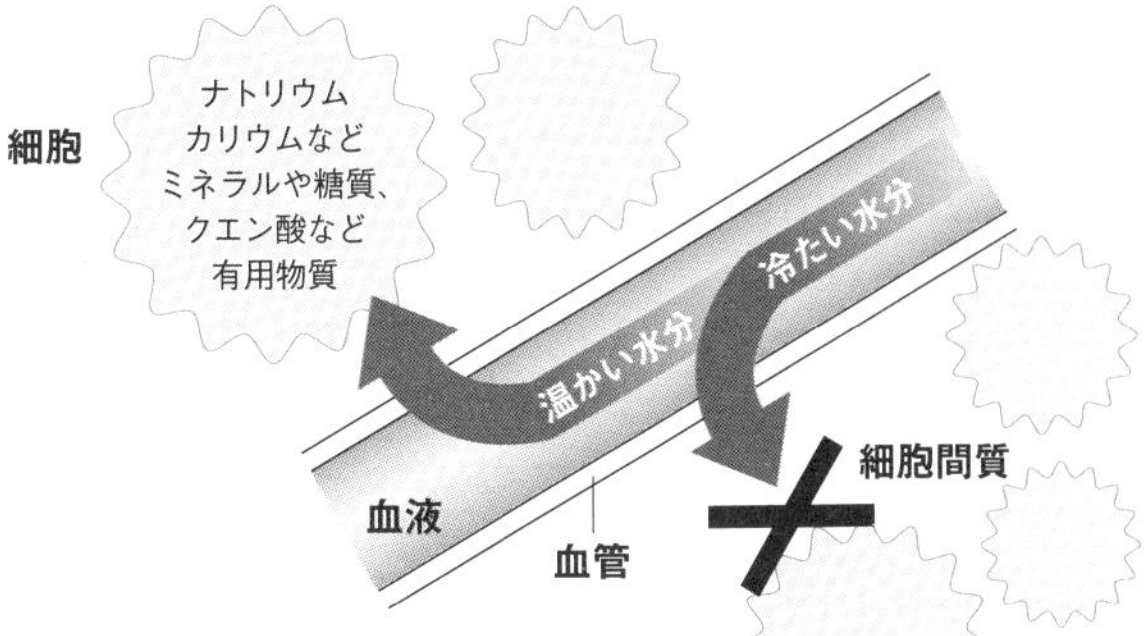

摂った水分は細胞に入らなければ働かない。
そのためには内臓を冷やさず、
活発に働かせる「温かい水分」が必要だ。

図53 細胞内液にまで水分を運ぶためにできること

運動、入浴、マッサージ

血流をよくして、体をしっかりと温める

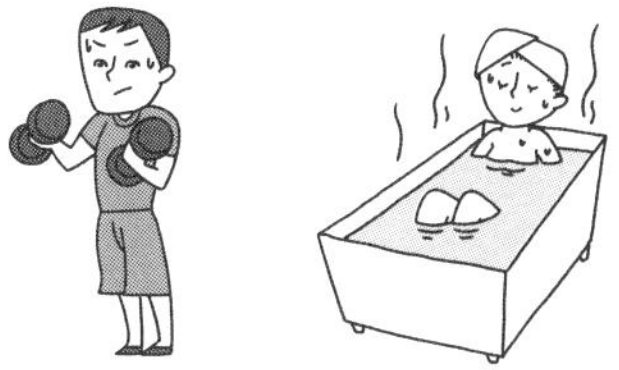

ヌルヌル・ネバネバした食材を日常的に摂る

ヌルヌル・ねばねばしている食材は、細胞内に水分を送り込む「ムチン」という成分が多く含まれている。

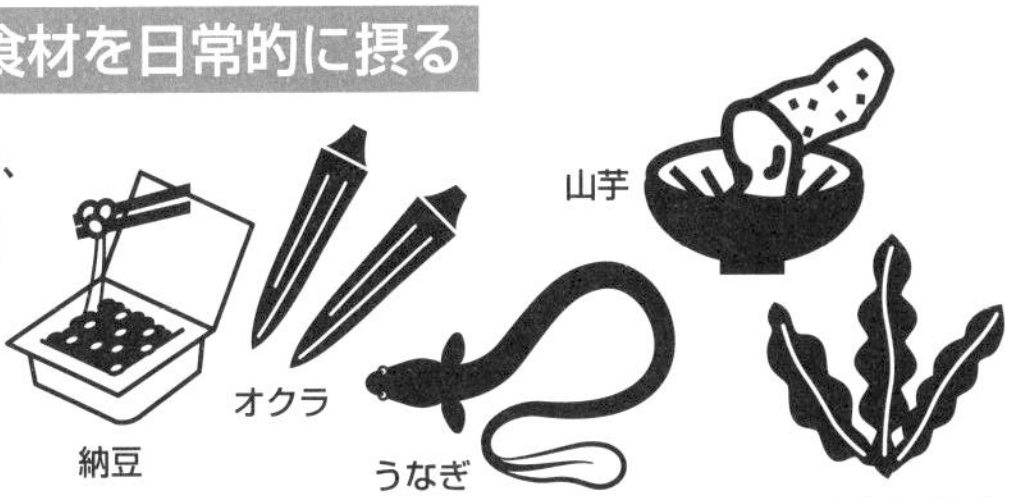

納豆
オクラ
うなぎ
山芋
海藻　など

漢方「五苓散《ごれいさん》」

５つの生薬成分のうち４つに、利尿作用と細胞外液を細胞内に送り込む作用がある！

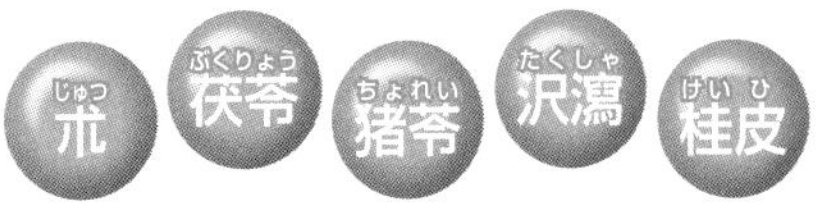

朮《じゅつ》
茯苓《ぶくりょう》
猪苓《ちょれい》
沢瀉《たくしゃ》
桂皮《けいひ》

「体を温める」「利尿作用」のある水分を飲む

体が冷えて、体内に水分がたまることによって水毒が惹起《じゃっき》されることは、繰り返し伝えてきた。では、どのように水分を摂れば「水毒」にならないのか。

水分の正しい摂り方は、主に2つある。

①体を冷やさないように飲むこと

②労働や運動、入浴などで体内の水分を排泄（発汗、利尿）した後に、水分を摂ること

この水分の摂り方をすると、水毒になるのを避けることができる。また、人体の健常性は「出す」ことを先にすることで保たれている。しっかりと排泄、分泌してから水分を摂ると、とてもおいしいというメリットもある。排泄や分泌現象は、リラックスの神経ともいわれる副交感神経が働くことによって促進される。

息を吸い込み続けると5秒もすると苦しくなるが、息を吐き続けるのは10秒近く吐き続けても苦ではなく、むしろだんだんと気分がよくなる。同じように、大便も小便も、出すときは気分がいい。お風呂、温泉、サウナ、運動などで汗をかくときも、気分が爽快になる。

一方で、食べすぎたり飲みすぎると吐気、下痢を催す。だから、排便をきちっとしてから食べる食事はうまく、汗や尿を出してから摂る水分はおいしいのである。

そのため、水分を摂るなら、次のような飲み物が理想的である（図54）。

⑴体を温める水分

⑵尿や汗の出をよくする水分

体を温め、利尿効果も強力な水分は「紅茶」である。

その点、水や緑茶、麦茶、コーヒーは体を冷やすので〝NG〟だ。なぜなら緑茶は熱帯のインド原産で、体を冷やす緑色をしている。麦は漢方では「涼性」つまり体を冷やす性質がある。夏に、麦で造るビールがうまいのは、体を冷やしてくれるからだ。コーヒーは色が濃くても、南方のエチオピア原産だから体を冷やす。

ただし、緑茶やコーヒーには、抗酸化作用をもつ健康によい成分がたくさん入っている。よって、緑茶は梅干しや1つまみの自然塩と一緒に飲むとか、コーヒーは体を温めてくれるシナモンの粉末を加えて飲むとよい。

水分補給に適した飲み物

図54 理想的な水分

1 体を温める水分

2 尿や汗の出をよくする水分

体を温める飲み物

紅茶

尿や汗の出もよいのは紅茶！

ほうじ茶

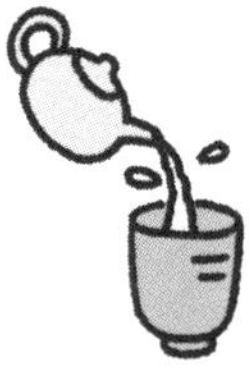

番茶

ウーロン茶

リンゴと人参のジュース

ハーブティ
(ローズヒップ、
カモミール……)

黒ビール

赤ワイン

日本酒熱燗《あつかん》

紹興酒

梅酒

体を冷やす飲み物

水

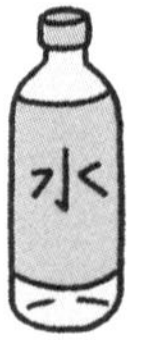

緑茶

麦茶

コーヒー

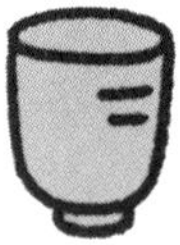

ビール

清涼飲料水

牛乳

白ワイン

↓

「緑茶」を飲むなら
梅干しや自然塩を入れる

「コーヒー」を飲むなら
シナモンの粉末を入れる

水分を摂るなら「紅茶」が一番

緑茶や紅茶などお茶の成分は約200種類くらいあるが、特にカフェイン、カテキン、テアニンの3つが有名である（図55）。

(1)カフェインの効能

①強心作用（血管を拡張し、心筋への血流を多くし、強心効果を発揮）②利尿作用（強心効果により腎血流も増加し、尿の生成、排尿を促す）③抗アレルギー効果などがある。

(2)カテキンの効能

カテキンは化学名を「フラバン・3・オール」といい、ポリフェノールの一種だ。①抗菌作用 ②抗ウイルス作用 ③抗ガン作用 ④抗酸化作用 ⑤免疫力増強作用 ⑥抗アレルギー作用 ⑦血栓症（心筋梗塞、脳梗塞）を防ぐ ⑧抗潰瘍作用 ⑨糖・脂質代謝の促進作用 ⑩消臭作用 ⑪抗毒素作用 などがある。

(3)テアニンの効能

①腎機能を促し利尿効果を高める ②気分をリラックスさせる ③血圧を下げる ④アンモニア、尿素の代謝を促して疲労をとる などがある。

よって、緑茶と紅茶の両方ともに「尿の出をよくする」作用と「脂肪代謝をよくして脂肪の燃焼を促し高脂血症を防ぎ、血小板の凝集を抑制して血液をサラサラにする」作用がある。

しかし重要なことは、紅茶の色が赤・黒と濃色である点だ。赤・黒・黄の色をした食物は体を温める。茶葉をしなびさせながらよく揉み、茶葉中の酸化酵素の働きで発酵させると、カテキン類が酸化されて〝テアフラビン〟（赤色）や〝テアルビジン〟（褐色）に変化する。

〝テアフラビン〟〝テアルビジン〟には、**①インフルエンザウイルスをやっつける ②ブラジキニン（炎症による痛みを起こす物質）の働きを抑えて痛みを軽減する** などの働きが知られているが、最大の長所は **〝体を強力に温める作用〟** を有していることである。

よって **体を温め、利尿作用により体内の水毒を追い出し、しかも血液をサラサラにする作用がある「紅茶」** が、水分を摂取する上で一番推奨される。

紅茶の効能

図55 利尿作用と体を温める飲み物

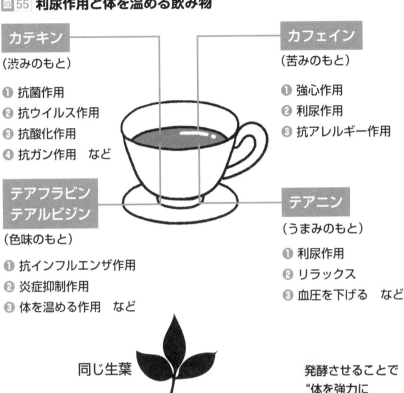

カテキン

（渋みのもと）

❶ 抗菌作用
❷ 抗ウイルス作用
❸ 抗酸化作用
❹ 抗ガン作用　など

カフェイン

（苦みのもと）

❶ 強心作用
❷ 利尿作用
❸ 抗アレルギー作用

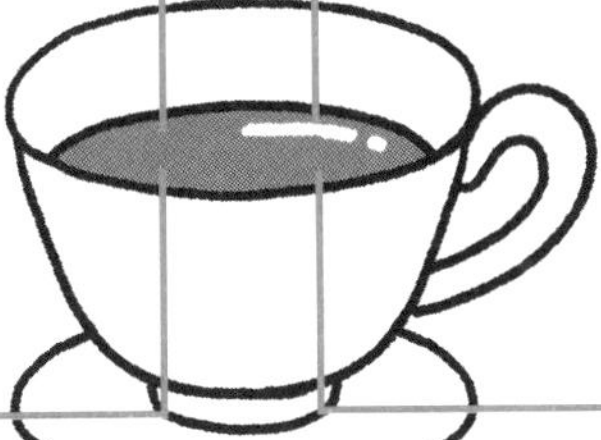

テアフラビン
テアルビジン

（色味のもと）

❶ 抗インフルエンザ作用
❷ 炎症抑制作用
❸ 体を温める作用　など

テアニン

（うまみのもと）

❶ 利尿作用
❷ リラックス
❸ 血圧を下げる　など

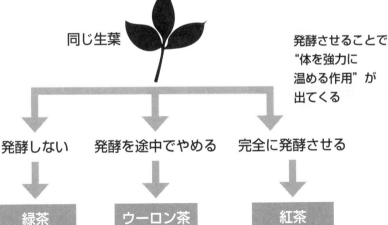

同じ生葉

発酵させることで
“体を強力に
温める作用”が
出てくる

発酵しない → **緑茶**

発酵を途中でやめる → **ウーロン茶**

完全に発酵させる → **紅茶**

体を**温**めて、**発汗・利尿**作用にも
優れているのは **「紅茶」**

水分の正しい摂り方 3

紅茶に「生姜《しょうが》」を加えると、鬼に金棒

熱い紅茶に、ご本人が「うまい！」と思われる量の「すりおろし生姜」（または粉末生姜）と「黒糖またはハチミツ」を加えて作る**「生姜紅茶」は、健康効果が非常に高い**。

生姜は、医師が使う漢方薬の約60〜70%に構成生薬として配合されており、「生姜なしには漢方は成り立たない」とさえ言われている。

また英和辞典で「Ｇｉｎｇｅｒ（生姜）」を引くと、（名詞）生姜、意気軒高、元気、気骨、ぴりっとしたところ（動詞）生姜で味つけする、活気づける、鼓舞する、とある。

このように洋の東西を問わず、健康効果が認められてきた「生姜」は、薬理学的には次のような効果があることが確かめられている（図56）。

①体を温める

血管を拡張して血流をよくして体を温める他、副腎髄質を刺激してアドレナリンの分泌を促し、体内60兆個の細胞の働きを活性化して体を温める。

②強心・利尿作用

心筋を刺激し、心筋の収縮力を強めることにより、腎血流を増やして、腎機能を高め、排尿量を増加させ、体内の余分な水分（水毒）を排泄する。

③血液凝固を抑制する

血小板の粘稠性《ねんちゅうせい》（ねばり気）を抑えて、その凝集を抑制して血栓を防ぐ。血液サラサラにする。

④血中のコレステロールを低下させる

①〜④の作用は、西洋医学が「水分摂取の効能」として主張する血液をサラサラにする効果である。こうした、生姜の効能は辛味成分のジンゲロン、ジンゲロール、ショーガオールに負うところが大きい。

体を温める力は生姜に熱を加えることで倍増するので「熱い紅茶」にすりおろし生姜（または粉末生姜）を入れて飲むとよい。

他に「生姜」の効能として、⑤免疫力増強 ⑥血圧降下 ⑦消化力促進 ⑧鎮吐 ⑨抗潰瘍 ⑩抗菌・抗ウイルス・抗真菌 ⑪発汗、解熱 ⑫鎮痛、消炎 ⑬解毒促進 ⑭抗酸化 ⑮抗ガンなどの作用が知られている。

医療用漢方薬の約70%に使用されている「生姜」

図56 冷えを解消し、免疫力を高める万能の食材

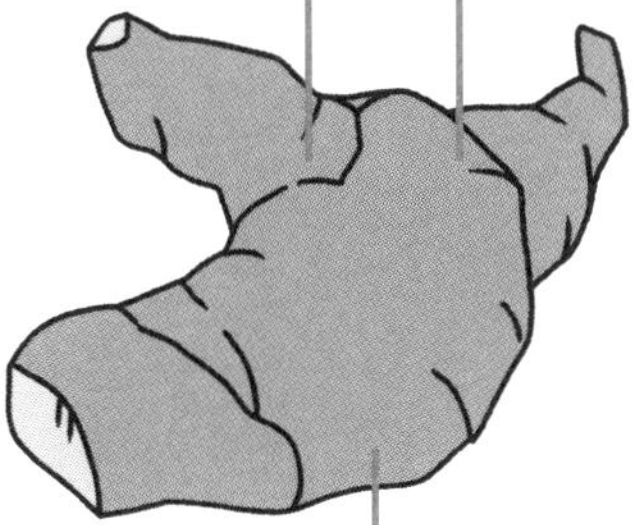

ジンゲロン

脂肪を燃焼して基礎代謝を高めたり、血液循環を促して体を温める作用あり。

ジンゲロール

抗酸化、末梢血管の血行促進、発汗、保温、肝臓機能促進など。

ショウガオール

強力な殺菌力を持つ。血行促進作用があり体を温め、冷えからくる頭痛や関節痛などの痛み、抗潰瘍にも効果あり。

薬理学的には、生姜の効果はこれだけ認められている！

❶温熱効果
❷強心・利尿作用
❸血液凝固抑制
❹コレステロール値低下
❺免疫力増強
❻血圧降下
❼消化力促進
❽鎮吐
❾抗潰瘍
❿抗菌・抗ウイルス・抗真菌
⓫発汗、解熱
⓬鎮痛、消炎
⓭解毒促進
⓮抗酸化
⓯抗ガン

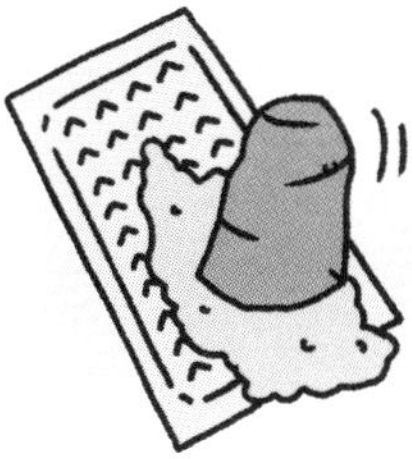

すりおろし生姜を、味噌汁、納豆、そば、うどん、煮物、豆腐、納豆、醬油などに「うまい！」と思われる量を加えて食べるのもオススメ！

オススメ度ナンバー1「生姜紅茶」の作り方

生姜の飲み物でオススメのベスト3は「生姜紅茶」「生姜湯」「梅醤番茶《うめしょうばんちゃ》」だ。まずは「生姜紅茶」の作り方をご紹介する。

【材料（1人分）】（図57）

・ひね生姜……10g（親指大）または市販の生姜粉末
・紅茶……1杯分
・ハチミツまたは黒糖……適量

【作り方】

❶生姜の皮をむいてすりおろす
❷ティーカップ1杯分の熱い紅茶を入れる
❸紅茶に、生姜のしぼり汁（または市販の生姜粉末）を小さじ1～2杯入れる。
❹おいしいと感じる量の、ハチミツまたは黒糖を入れる。

【効能】

◎冷え性、むくみ、肥満、初期の風邪、気管支炎、肩こり、痛み（頭痛、腹痛、関節痛）、高血圧、メタボ（高脂血症、糖尿病）、痛風、脂肪肝、血栓症（心筋梗塞、脳梗塞）の予防、改善などに奏功する。

◎体を温め、体内の余剰栄養素（糖、脂肪、コレステロール）や老廃物（尿酸、乳酸、ピルビン酸など）の燃焼、排泄を促して右記の病気や症状に効く。

＊

私はこの30年間（年間100回以上）、新聞や雑誌の取材を受けるたびに、生姜紅茶の効能を宣伝してきた。その結果、今の生姜ブームが到来したと自負している。

生姜紅茶は私が考案したものばかりと思っていたが、インドでは古くから愛飲されていたようだ。

体を温め、強心利尿作用をもつ「紅茶と生姜」を組み合わせ、さらにすぐにエネルギーになる自然の糖分やビタミン、ミネラルが存分に含まれるハチミツや黒糖を加えることで醸し出される相乗効果が、前述の効能をもたらすと考えられる。

体温を上昇させて大小便の排泄をよくして健康を増進させ、あらゆる病気の予防、改善に役立つ生姜紅茶を、ぜひ毎日2～4杯を目途《めど》に愛飲されるとよい。

きっと「病気知らず」の健康体になれるはずである。

「生姜紅茶」を毎日２～４杯飲むと健康体！

図57 紅茶にすりおろし生姜を入れるだけ！

材料（１人分）

- ひね生姜……10g（親指大） もしくは市販の生姜粉末
- 紅茶……ティーカップ１杯分
- ハチミツまたは黒糖……適量（小さじ1、2杯ほど）

作り方

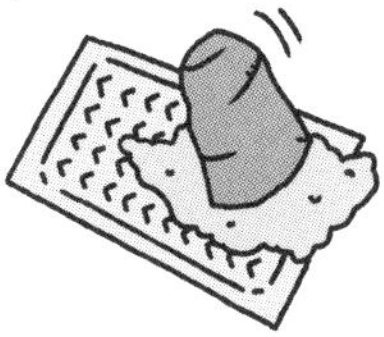

❶生姜の皮をむいてすりおろす。

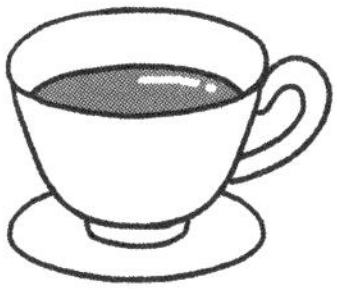

❷ティーカップ１杯分の紅茶を入れる。

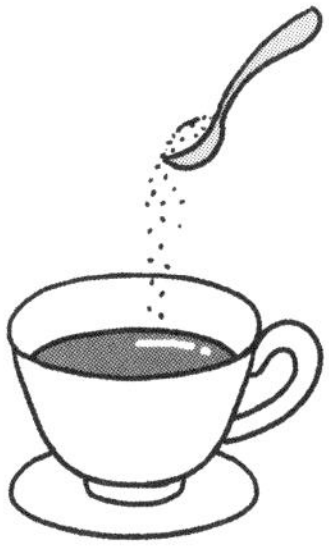

❸紅茶に、生姜のしぼり汁
（または市販の生姜粉末）を
小さじ１～２杯入れる。

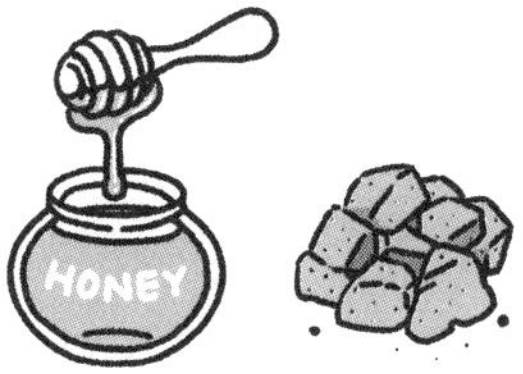

❹ハチミツまたは黒糖を、
お好みで入れる。
完成！

1日2〜4杯
飲むことが
オススメ！

生姜湯／梅醤番茶《うめしょうばんちゃ》の作り方

体を温める飲み物である「生姜湯」と「梅醤番茶」の作り方をご紹介する。

生姜湯（図58）

【材料（1人分）】ひね生姜…10g（親指大）、黒糖やプルーン、ハチミツなど…適量

【作り方】

❶生姜をすりおろして、紅茶こしに入れる

❷湯呑茶碗1杯の熱湯を上からかける

❸生姜をこした湯に、お好みでハチミツ、黒糖、プルーンなどを自身が一番おいしいと感じる量を入れる

※クズ粉を少し加えると、保温・発汗・健胃作用がさらに増す。

【効能】初期の風邪、肩こり、頭痛、腹痛、食欲不振、冷え性、疲労に効く。長く、日本の民間療法の代表「薬」として用いられてきた。

梅醤番茶（図59）

【材料（1人分）】梅干し…1個、ひね生姜…10g（親指大）、醤油…小〜大さじ1杯、番茶

【作り方】

❶梅干し1個を湯呑茶碗に入れて、箸でつついてよくつぶす（種子は取り除く）

❷醤油を小〜大さじ1杯（自分がおいしいと感じる量）を加えてよく練り合わせる

❸すりおろした生姜のしぼり汁を5〜10滴落とす

❹その上から熱い番茶を注ぎ、よくかき混ぜてから飲用する

【効能】下痢、腹痛、吐き気、食中毒、胃腸病、便秘、食欲不振などの消化器症状には著効を呈する。風邪（特に胃腸の症状を伴うもの）、婦人病（生理痛、生理不順）、冷え性、疲労、低血圧にも奏効する。

またそのほかにも、「すりおろし生姜」を味噌汁、納豆、豆腐、煮物、うどん、そば、醤油などに「うまい！」と思われる量を加えて食べると、健康が増進し、すこやかな毎日が送れるはずだ。

図58 生姜湯の作り方

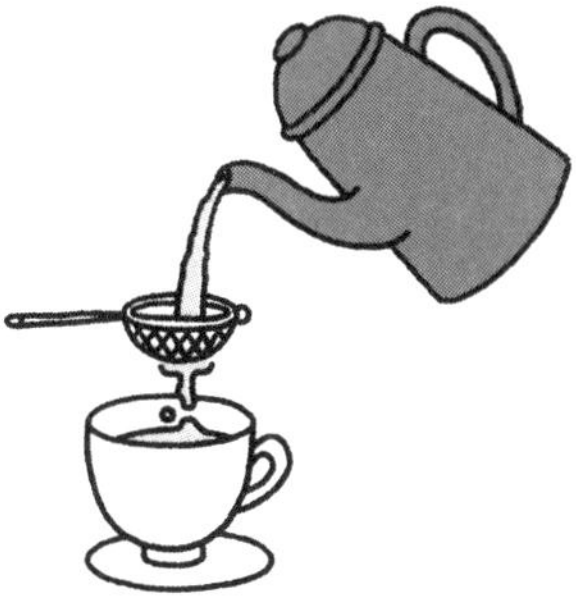

材料（１人分）

- ひね生姜……10g（親指大）
  もしくは市販の生姜粉末
- 黒糖・プルーン・ハチミツ・クズ粉など
  ……適量

作り方

❶生姜をすりおろして、紅茶こしに入れる
❷湯呑茶碗１杯の熱湯を上からかける
❸生姜をこした湯に、お好みでハチミツ、黒糖、プルーン、クズ粉などを入れたら完成

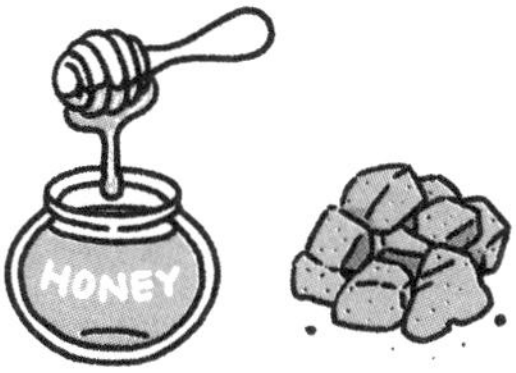

図59 梅醤番茶《うめしょうばんちゃ》の作り方

材料（１人分）

- 番茶……１杯　・梅干し……１個、
- ひね生姜……10g（親指大）　・醤油……小～大さじ１杯

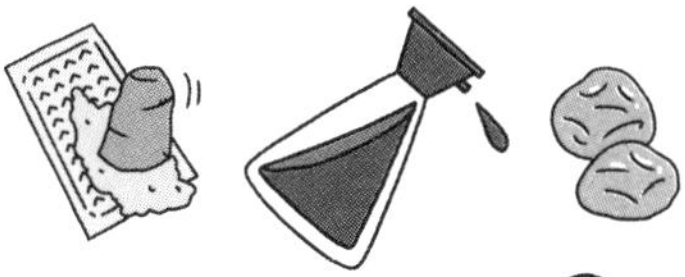

作り方

❶梅干し１個を湯呑茶碗に入れて、
箸でつついてよくつぶす（種子は取り除く）
❷醤油を小～大さじ１杯を加えてよく練り合わせる
❸すりおろした生姜のしぼり汁を５～10滴落とす
❹その上から熱い番茶を注ぎ、よくかき混ぜたら完成

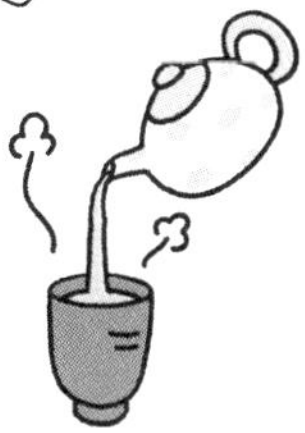

体を温める陽性食品を積極的に食べる

体を温めると、体内のあらゆる臓器の血行がよくなり働きが活性化する。腎臓、膀胱《ぼうこう》の働きが活性化すると、尿の生成・排泄がよくなるし、大腸・直腸の働きが活性化すると大便の排泄がよくなり、余分な水分（水毒）や老廃物を体外へ排出することができる。

そのため、食べると体を温める「陽性食品」を積極的に摂るとよい。

食品には、体を温める陽性食品と、体を冷やす陰性食品がある。体温を上げたいなら、まずは体を冷やす食品をやめて、体を温める食品を食べることだ（図60）。

見分け方は簡単である。南の暑い国でとれたものは体を冷やし、北の寒い国でとれたものは体を温める。

一番わかりやすい見分け方は、食物の外観の色だ。「青・白・緑」の食物は食べると体を冷やし、「赤・黒・黄」の食物は体を温める。よって、同じような食物で同じ含有カロリーでも、外観の色の違いにより体を冷やしたり、温めたりと、逆の作用をするのである。

＊体を温める食物
(1)北方産
(2)塩辛いもの
(3)水分が少なく硬いもの
(4)動物性食品
(5)野菜なら根菜類

＊体を冷やす食物
(1)南方産
(2)酸っぱいもの
(3)水分が多く軟らかいもの
(4)植物性食品
(5)野菜なら葉もの類

ただし、外観の色が濃くても、カレー（インド原産）、トマト（南米原産）、コーヒー（エチオピア原産）など、熱帯〜亜熱帯産の食物は体を冷やす。

なお、体を冷やす食物でも日光、熱、塩、圧力を加えたり、発酵させると体を温める食物に変わる（図61）。

食生活を見直して体を温める

図60 体を冷やす食物、温める食物

	体を冷やす　陰性食品	体を温める　陽性食品
産地	**暖かい南方産** バナナ、パイナップル、ミカン、メロン、スイカ、マンゴー、カレー、コーヒー、うどん	**寒い北方産** そば、塩じゃけ、りんご、ブドウ、さくらんぼ、プルーン、ラーメン、
野菜	**葉菜類（サラダ）、夏野菜** レタス、白菜、きゅうり、トマト、なす、ゴーヤ、ピーマン、水菜	**根菜類** ゴボウ、ニンジン、レンコン、ネギ、玉ネギ、山芋、生姜
調味料など	**酸っぱいもの** 酢、マヨネーズ、油、白ごま、白砂糖、レモン	**塩辛いもの** 塩、醤油、味噌、ごま油、黒ごま、黒砂糖、唐辛子、漬け物、明太子、チリメンジャコ
色	**青、白、緑（寒色系）** 牛乳、ビール、洋菓子、豆乳、緑茶、小麦、枝豆	**赤、黒、オレンジ、黄（暖色系）** ハチミツ、かぼちゃ、あずき、黒豆、納豆、いちじく、海藻類、チョコレート、チーズ、和菓子
形状	**軟らかく水っぽい** バター、きのこ類、豆腐	**水分が少なく硬い** 玄米、ゴマ、クリ、クルミ、小豆、チーズ
動植物食品	**植物性食品** 白身（脂身）の肉、魚、牛乳は体を冷やす	**動物性食品** 赤身の肉、卵、チーズ、魚、エビ、カニ、イカ、タコ、貝、牡蠣、明太子
飲み物	水、緑茶、牛乳、清涼飲料水、コーヒー、ビール、白ワイン	紅茶、番茶、ウーロン茶、ハーブティ（ローズヒップ、カモミール…）、黒ビール、赤ワイン、日本酒熱燗、紹興酒、梅酒

図61 体を冷やす食物も加工によって温める食物に変化する

牛乳（白、水っぽい） ─熱・発酵→ チーズ（黄、硬）

大根（白、水っぽい） ─塩、圧力→ 沢庵（黄、硬）
大根（白、水っぽい） ─天日→ 切り干し大根（黄、硬）

緑茶（緑） ─熱、発酵→ 紅茶（赤〜黒）

白米（白、軟らかい） ─圧力、塩→ おにぎり（硬）
白米（白、軟らかい） ─熱→ チャーハン（褐色、硬）

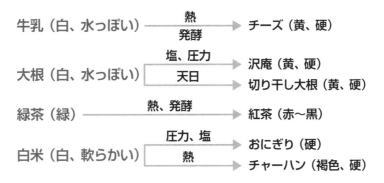

水分をためない食事法 2

利尿作用の強力な食物を食べる

利尿作用のある食物は、積極的に食べていただきたい。おすすめの食物は、小豆、ゴボウ、ヤマノイモ（山芋）、キュウリ、スイカ、ナシ、ブドウである。

1 小豆《あずき》

小豆は、含有成分のサポニン（ポリフェノールの一種）が強力な利尿作用を発揮する。

よって、日頃からアンコ（菓子パン）、赤飯（もち米に1、2割の小豆を入れて炊く）、おしるこなどを積極的に食べる他、「ゆで小豆」や「小豆コンブ」を作って食べるといいだろう（図62）。

なお、漢方では、小豆の生薬名を「赤小豆《せきしょうず》」といい、心臓病、腎臓病、むくみ、便秘に処方されている。よって、「ゆで小豆」「小豆コンブ」を心臓病、腎臓病の人は、大いに利用されるとよい。

2 ゴボウ

ゴボウには食物繊維が豊富に含まれていて、腸の働きを刺激して、腸内の善玉菌の発育を助ける作用があるため、便通がよくなる。

また、含有成分の「イヌリン」（炭水化物）が腎臓の働きを高め、強力な利尿作用を発揮する。

キンピラゴボウにする、刻んだゴボウを味噌汁の具にする、ゴボウをすりおろして天ぷらにするなどして、大いに食べられるとよい。

3 ヤマノイモ（山芋）

ヤマノイモ（長芋も同じ）は、根菜で人間の下半身に相似するので、腰より下の下半身に存在する腎臓の働きをよくして排尿量を多くする。

ヤマイモの成分は、足のむくみや痛み、冷え、老眼、白内障といった老化による症状や病気に対する妙薬といわれている。そのため、頻尿、乏尿（尿量が少ない）、足腰の冷え・むくみ、痛み、老眼・白内障などに効く漢方薬の「八味地黄丸《はちみじおうがん》」の主成分でもある。

とろろそばや、とろろご飯を常食するとよい。

図62 ゆで小豆と小豆コンブの作り方

1 小豆

ゆで小豆

材料（1人分、1回量）

- 小豆……50ｇ
- 水……600cc

作り方

❶よく洗った小豆50ｇを鍋に入れる。

❷水600ccを鍋に加え、小豆が軟らかくなるまで（約30分）煮つめて、でき上がり。

※汁だけ飲んでも、汁と一緒に小豆を食べても、利尿効果抜群！

小豆コンブ

材料（1人分、1回量）

- 小豆……50ｇ
- コンブ……適量
- 自然塩……適量

作り方

❶小豆50ｇを軽く洗い、ざるにあげる。またコンブ適量を刻む。

❷多めの水を入れた鍋に、小豆とコンブを入れて、火にかける。

❸時々水を加えながら、十分に小豆が軟らかくなるまで煮る。

❹最後に、好みの量の自然塩を加えて、食べる。

2 ゴボウ

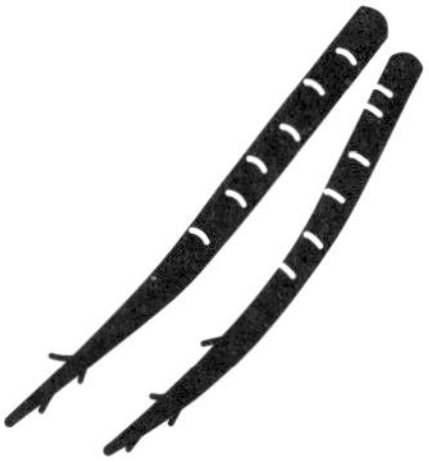

キンピラゴボウ、ゴボウをすりおろして天ぷら、ゴボウを味噌汁の具などにする。

3 ヤマノイモ（山芋）

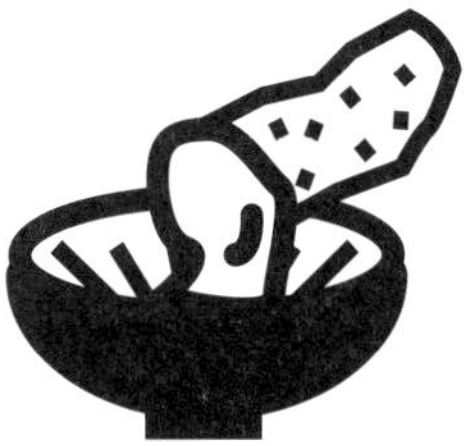

とろろそばや、とろろご飯を日常的に食べる。

尿や汗の出をよくする果物と野菜

4 キュウリ、スイカ

キュウリとスイカはウリ科の植物で「カリウム」や「イソクエルシトリン」という利尿作用の強力な成分が含まれているため、心臓病、腎臓病、高血圧、水太りに用いると効果がある。

ニンジンとリンゴ、キュウリを刻んでジューサー（ミキサーではない！）にかけて、生ジュースを作り、飲むと驚くほどの排尿が期待できる。特に朝食代わりに飲むと効果バツグンである。また、スイカ糖を1日にコップ1、2杯飲むのもオススメだ（図63）。

5 ナシ

ヨーロッパの医学を1000年にわたりリードしてきたイタリア・サレルノの医学校の教科書に「ナシを食べれば小便、リンゴを食べれば大便」とある。

中国の古書にも「ナシは大小便を利し、熱を去り、渇を止め、痰を開き、酒毒を解す」とある。ナシを毎日1個食べてもよいが、ニンジン・ナシを切って、ジューサーにかけて作る生ジュースを飲むと利尿効果抜群だ。

【ニンジンとナシの生ジュース　材料】（コップ2・5杯分）

ニンジン2本（約400g）→240cc
ナシ1個（約300g）→240cc

また、二日酔のときは、レンコンとナシを同量、ジューサーにかけてできたジュース（蓮梨汁）をゆっくり噛みながら飲むのもよい。「二日酔」でなくても「水毒」の人は、大いに利用されるとよい。

6 ブドウ

ブドウの赤い成分（レスベラトロール＝ポリフェノールの一種）は、活性酸素を除去し、心臓病、ガン予防の他、長寿遺伝子を活性化することが、近年明らかにされている。しかし昔から欧米では、疲労、むくみ、便秘、心臓病、腎臓病にもよく用いられてきた。

ブドウ250gをジューサーでしぼってできる、コップ1杯のジュースをゆっくり飲むとよい。

利尿作用のある食材❷

図63 ジューサーでつくる生ジュースで健康体づくり

4 キュウリ、スイカ

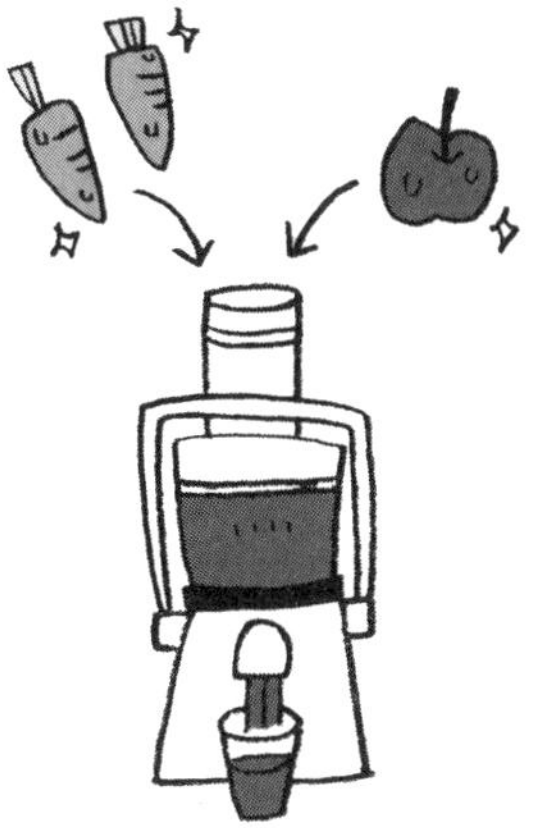

ニンジン、リンゴ、キュウリの生ジュースの作り方

材料（コップ2・5杯分　計440cc）

- ニンジン2本（約400ｇ）→240cc
- リンゴ半個（約150ｇ）→120cc
- キュウリ1本（約100ｇ）→80cc

作り方

❶ニンジン、リンゴ、キュウリを刻む。

❷材料をジューサー（ミキサーではない）にかけて、生ジュースを作る。

スイカ糖の作り方

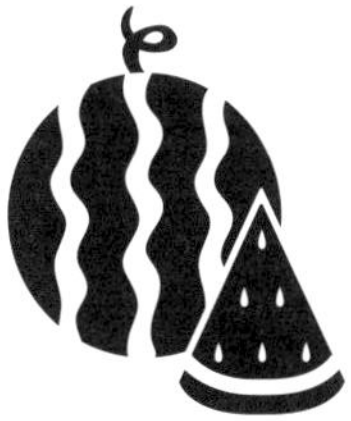

材料

- スイカ2～3個

作り方

❶種を取ったスイカの果肉をフキンやガーゼなどでしぼって鍋に入れる。

❷とろ火で、汁がどろどろになるまで5～6時間煮つめる。

❸❷をお湯で割り、1日にコップ1～2杯飲む。

※ビンに入れて、冷凍庫で長期保存可（つくるのが面倒な場合、市販品もあり）

5 ナシ

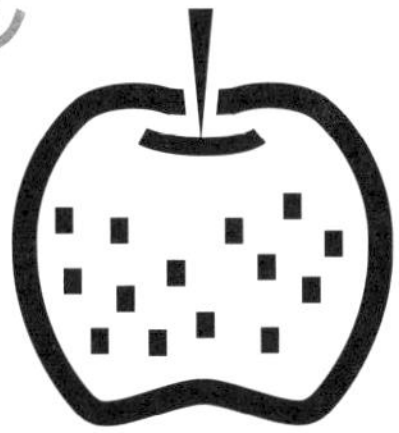

ニンジン・ナシを切ってジューサーにかけて作る「ニンジンとナシの生ジュース」や「蓮梨汁」がオススメ。

6 ブドウ

ブドウ250gをジューサーでしぼってできる、コップ1杯の「ブドウジュース」がオススメ。

水分をためない食事法 4

発汗、利尿作用の強力な食物を摂る

積極的に摂るといい、発汗、利尿作用の強力な食物は、シソや生姜、ユリ科・アリウム属の野菜である（図64）。

1 シソ

シソの独特の香りの成分である「ペリルアルデヒド」は発汗、利尿作用が強力だ。また、神経を落ち着かせ「気を開く」作用があるので、うつ、神経症、自律神経失調症にも効く。

摂り方としては、シソの葉で天ぷらを作る、シソの葉を味噌汁に入れるなどして大いに食べるとよい。

また、図64のようなシソ湯、シソ生姜湯といった摂り方をすると、強力な発汗、利尿作用の恩恵にあずかれる。

2 生姜

生姜については92ページで述べた。生姜紅茶、生姜湯などを大いに利用されるとよい。

3 ニラ、ニンニク、ネギ、玉ネギ、ラッキョウ

ユリ科・アリウム属の野菜で、含有のイオウ成分（硫化アリルなど）が血管を拡張して全身の血流をよくして体を温め、強力な発汗、利尿効果を発揮する。

食べ方としては次の8つをおすすめしている。

❶玉ネギ、ダイコン、ワカメをスライスしてサラダを作り、醤油味ドレッシングをかけて食べる。
❷ニラの葉を味噌汁に入れて食べる。
❸茶碗に刻んだニラに醤油を適量入れ、熱湯を入れて飲む。
❹ニンニクを刻んでお粥《かゆ》に炊き込んで食べる。
❺ニンニク、生姜を15gずつ薄く切って鍋に入れ、ドンブリ1杯の水で半量まで煎じた液にハチミツを入れて温服。
❻ネギを細かく刻み、味噌と半々に混ぜてドンブリに入れて熱湯を注ぎ飲む。
❼シソの葉とネギを入れた温かいスープを飲む。
❽細かく刻んだネギに味噌とすりおろし生姜を適量加えて熱湯を注いで飲む。

デトックスをして体をキレイにする食材

図64 日頃から食べておきたい食物

1 シソ

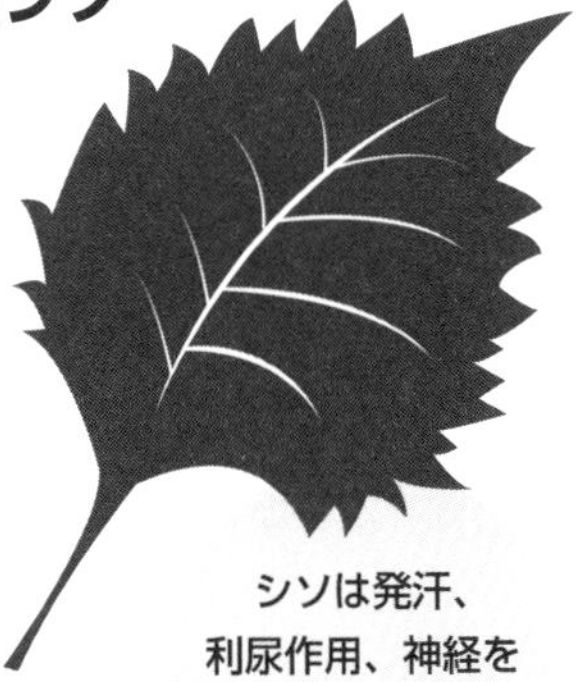

シソは発汗、
利尿作用、神経を
落ち着かせる
作用を有する

**強力な発汗、
利尿作用が期待できる
シソの摂り方**

❶シソ湯

10gのシソの葉とコップ1杯分の水を鍋に入れる。
鍋の水が半量になるまで煎じて、シソ湯をつくる。
そのシソ湯を、1日3回に分けて温めて飲む。

❷シソ生姜湯

シソの葉30g、細かく刻んだ生姜15g、
コップ3杯分の水を鍋に入れる。
鍋の水が半量になるまで煎じて、飲む。

2 生姜

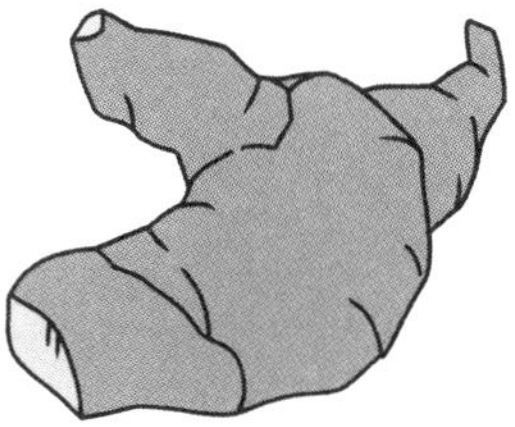

「生姜紅茶」を飲むと、利尿作用だけでなく体も温めるため効果◎。（詳しくは94ページ）

3 ニラ、ニンニク、ネギ、玉ネギ、ラッキョウ

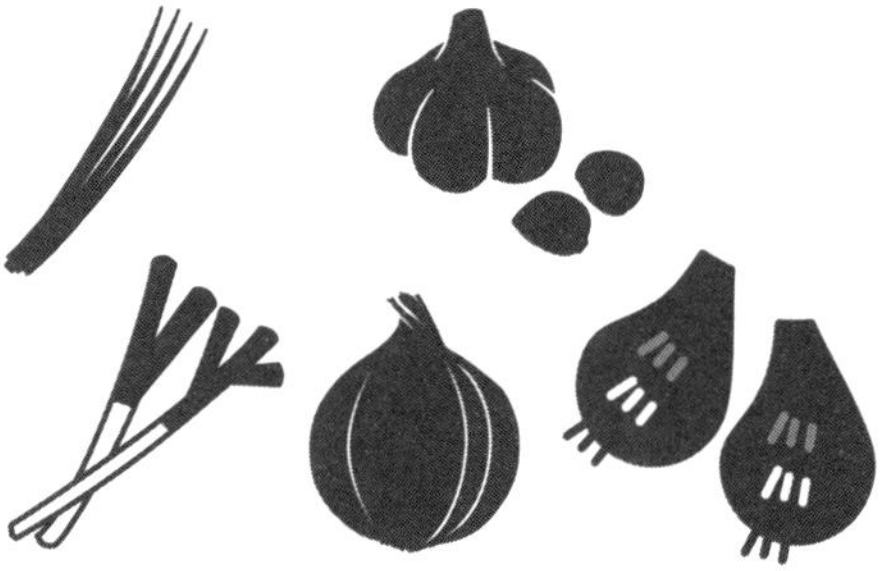

ユリ科・アリウム属の野菜に含まれるイオウ成分（硫化アリルなど）は、血管を拡張して全身の血流をよくして体を温め、強力な発汗、利尿効果を有する。

体内の余分な水分をしっかりと排出する

発汗作用の強力な食物を摂る／石原式基本食

発汗作用を有している食材でおすすめするのは、「山《さん》椒《しょう》」と「七味唐辛子」である（図65）。

1 山椒

山椒は、胃腸を温め、健胃、整腸作用を発揮する他、発汗作用も強力。

❶1日量3gの山椒の粉末を水300ccで約半量になるまで煎じて、1日3回に分けて食後に飲む。
❷山椒の粉末を食後に2gずつ服用する。

2 七味唐辛子

七味唐辛子のなかにあるトウガラシに含まれる辛味成分の「カプサイシン」は、血行をよくし、体を温め、強力な発汗作用を発揮する。うどんやそばに、存分にふりかけて食べるとよい。そのとき、すりおろし生姜も薬味として用いると、体を温め、発汗効果は倍増する。

タバスコにもカプサイシンが含まれているので、ピザ、パスタにも存分にふりかけられるとよい。なお、トウガラシの果実3～5本を刻んで布袋に入れて湯船につけて入浴すると、体が温まり、種々の痛みに効く。

石原式基本食

また、約40年間紹介してきた「石原式基本食」を是非1回試してみられるとよい（図66）。

【朝】（次のうち、いずれか）
・食べたくなかったら食べない
・お茶に梅干しを入れて飲む
・生姜紅茶（黒糖またはハチミツ入り）……………2杯
・ニンジン2本、リンゴ1個で作る生ジュース……2杯
・生姜紅茶、ニンジンリンゴジュース……1、2杯ずつ

【昼】（次のうち、いずれか）
・そばかうどんに、七味、ネギ、すりおろし生姜をかけて食べる
・パスタ、ピザにタバスコをかけて食べる

【夕】
・アルコールを含めて何でも可

正しい生活習慣で体を温める

図65 山椒と唐辛子をふりかけて、発汗を促す

1 山椒

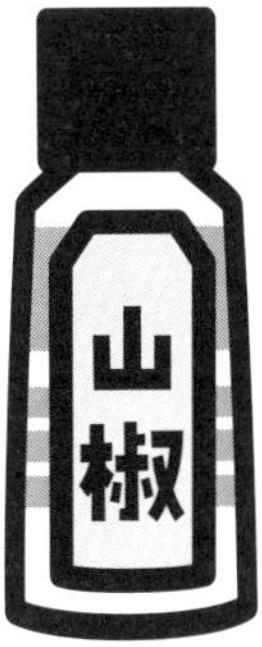

胃腸を温め、整腸作用や発汗作用を有する

2 七味唐辛子

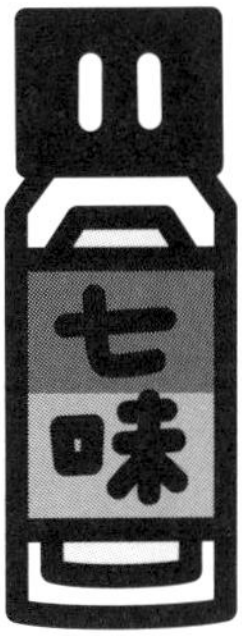

トウガラシに含まれる成分が血行をよくして、体を温めて、強力な発汗作用を発揮する

図66 石原式基本食で毎日健康な体づくり！

朝

- 食べたくなかったら食べない

or

- お茶に梅干しを入れて飲む

or

- 生姜紅茶（黒糖またはハチミツ入り） 2杯

or

- ニンジン2本、リンゴ1個で作る生ジュース2杯

or

- 生姜紅茶、ニンジンリンゴジュース 1、2杯ずつ

昼

- そばかうどんに、七味、ネギ、すりおろし生姜をかけて食べる

or

- パスタ、ピザにタバスコをかけて食べる

夕

- アルコールを含めて何でも可

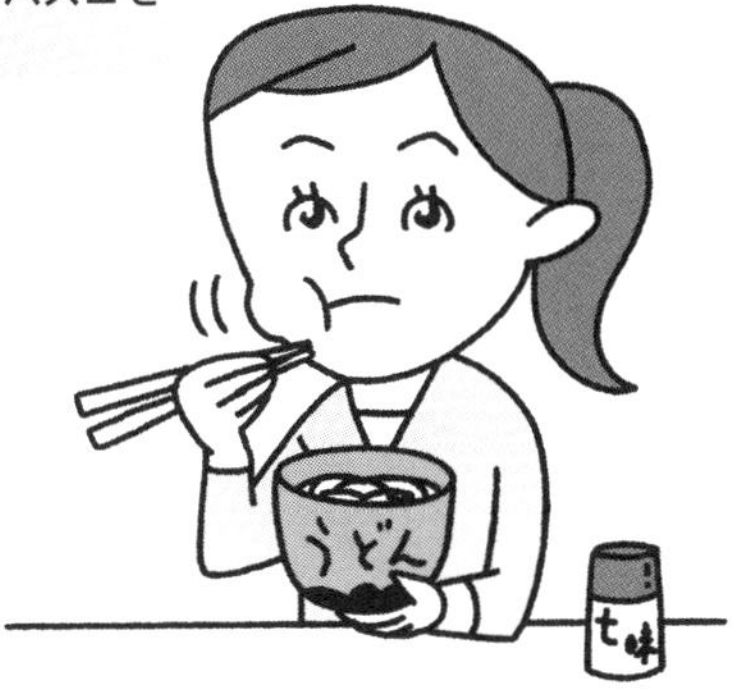

途中、空腹を感じたら、チョコレート、黒糖アメ、黒糖またはハチミツ入りの（生姜）紅茶を飲むといい。「空腹」は血糖が下がったとき、脳の空腹中枢が感じる感覚なので**糖分を補うと空腹感はなくなる。**

水分をためない食事法 6

食べすぎを避ける

「尿の出が悪い」「何となく体がむくんでいる」と感じるときは、**食べ物の量をうんと少なくし、よく噛《か》んで、胃腸の負担を軽くして、腎臓や膀胱へ巡る血流を多くするとよい**（図67）。

ビールを飲むと、ものの15分もすると尿意を催してくるが、刺身やつまみなどを食べながら飲んだ場合、かなり時間が経ってからトイレに行きたくなるものだ。人体の生理には「吸収は排泄を阻害する」という鉄則がある。

つまり**食べれば食べるほど、大小便の排泄が悪くなる**。

メカニズムとしては、食べ物を消化するために胃や小腸に血液が集まり、他の臓器への血液が少なくなる。血液は、酸素や栄養を運んでいる。大腸や腎臓、膀胱などの排泄臓器へ運ばれる血液が減ったら、働きが低下して、大小便の排泄が悪くなり、血液の中に余剰物や老廃物がたまり、体が冷える要因となりうるのだ。

日本人は、食べすぎの傾向にある。半世紀前までは、よく歩き、家事をはじめとする肉体労働を余儀なくされていたが、交通機関の発達、家電製品の普及とともに運動不足になった。つまり消費エネルギーが激減した。

さらに1950年以降の50年間で、肉、卵、牛乳・乳製品の摂取量がそれぞれ9・82倍、6・21倍、17・25倍と激増し、米や芋の摂取量は0・5倍、0・1倍と激減した。

この運動不足と動物性脂肪の過剰摂取、炭水化物摂取の激減が日本人の病気のタイプを欧米化させた。日本型のガン（胃ガン、子宮頸ガン）を減少させ、欧米型のガン（肺、大腸、食道、すい臓、子宮体、卵巣、乳房、前立腺）を激増させたのだ。脳卒中のタイプも脳出血が減少し欧米型の脳梗塞が増加した。そして、糖尿病、高脂血症、高血圧、痛風など、いわゆる「食べすぎ病」でもがき苦しんでいるのが、今の日本人だ。日本人の死因1位のガンも「食べすぎ病」の一面がある。

よって、万病を予防、改善するために大切なのは、空腹の時間を作ることだ。

体内の「余分な水分」だけでなく、老廃物、有害物を外に出して「体のデトックス」をしていただきたい。

「食べすぎ病」で、もがき苦しむ日本人

図67 食べすぎは、体を冷やす！

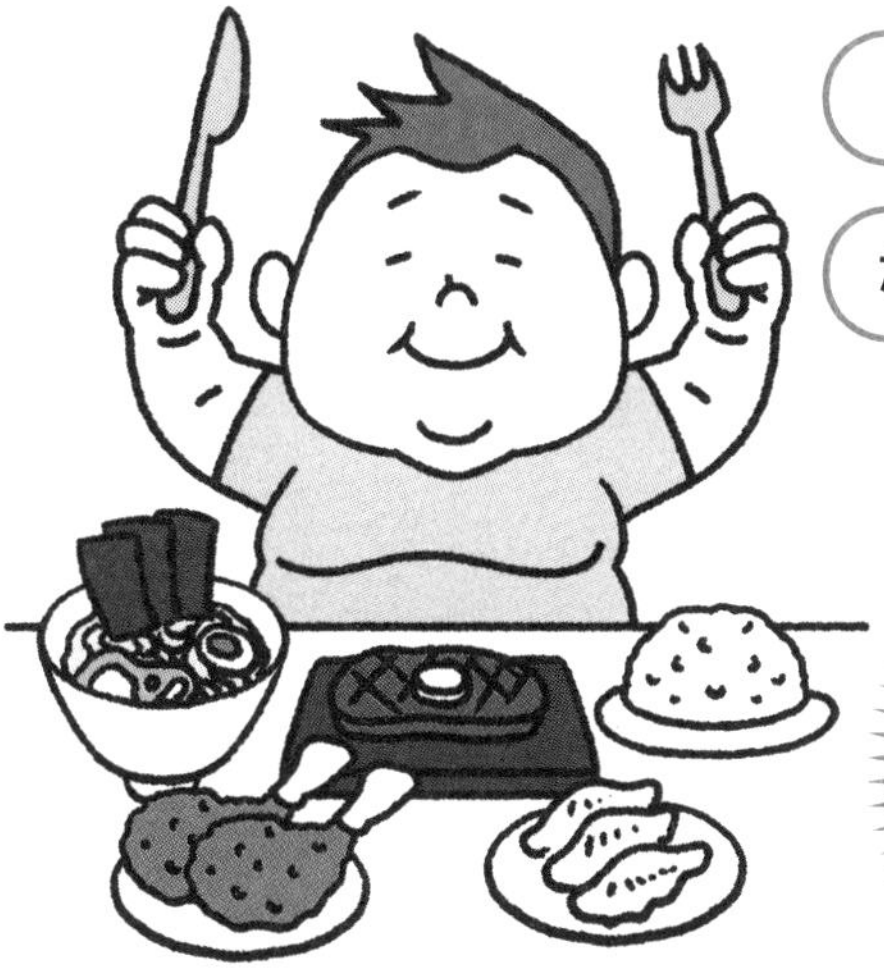

尿や便の出が悪い

なんとなく体がむくんでいる

↓

日常的に食べすぎている可能性アリ！

● 食べすぎると……

血中に、糖分や脂肪分などの余剰物や老廃物がたまる

消化器官に負担がかかる

大小便の排泄が悪くなる

● 対処法

食べる量を減らす

朝食はごく少なめにするなど、「朝だけダイエット」が取り組みやすい。

よく噛《か》んで食べる

噛むことによって胃腸の負担が減って、胃腸以外へ血流がめぐる！

「余分な水分」だけではなく、老廃物や有害物を排出して
「体をデトックス」しましょう！

ウォーキング

水分を排泄するには「運動」も極めて大切だ。ウォーキング、ハイキング、テニス、スキー、ウェイトトレーニングなど、どんな運動でもある程度の時間をかけてやると、必ず発汗してくる。筋肉を動かすことで、血行がよくなり、体が温まってくるからだ。

汗が出始める頃には、体温は約「1℃」上昇しており、代謝は約12%アップする。

体が温まり、血行がよくなると、当然、腎臓への血流もよくなり、腎臓の働きが活性化して尿の生成、排泄も多くなる。

よって、**筋肉運動は、発汗、排尿を促し、体内の余分な水分（水毒）を排泄するには極めて大切**である。

今、テニス、ハイキング、水泳、ジムでのトレーニングなど何らかの運動習慣がある人は、ぜひ終生続けていただきたい。これから運動を始めようとする人は、ウォーキングが基本中の基本である。

1日のウォーキング量の目安として、**図68**は最大公約数的なものだ。

【歩幅＝（身長cm）－（100cm）】だから、身長160cmの人の歩幅は60cmとなり、70歳代の人は【60cm×6000歩＝3・6km】、30歳代の人は【60cm×1万歩＝6km】が、1日に目標とすべき歩行距離数ということになる。

しかし、こうした数字にとらわれずに、日常生活でも歩いて行ける所には歩いて行く、エレベーターやエスカレーターは極力利用しないなどの努力をされるとよい。

体温の40%以上は、筋肉で産生されている。

また男性の体重の約45%が筋肉（女性は約36%）で、その70%が腰より下に存在する。

よって体温を上げ、血流をよくして発汗、排尿を促すにはウォーキングをはじめ、**下半身の筋肉を主に使う運動が効率的**である。

下半身の筋肉運動は、下半身の血行を特によくしてくれる。よって下半身に存在している腎臓の血流もよくなるので、腎機能も活性化して、尿の生成や排泄も多くなり、体内の余分な水分を排泄できる（**図69**）。

運動をすると、体内の余分な水分が排出される

図68 1日のウォーキング目安

年齢	分速（1分間に歩く距離）	1日の最低歩数
70歳代	60メートル	6,000歩
60歳代	70メートル	7,000歩
50歳代	75メートル	8,000歩
40歳代	80メートル	9,000歩
30歳代	85メートル	10,000歩

図69 体温の40%を産生しているのは、実は「筋肉」

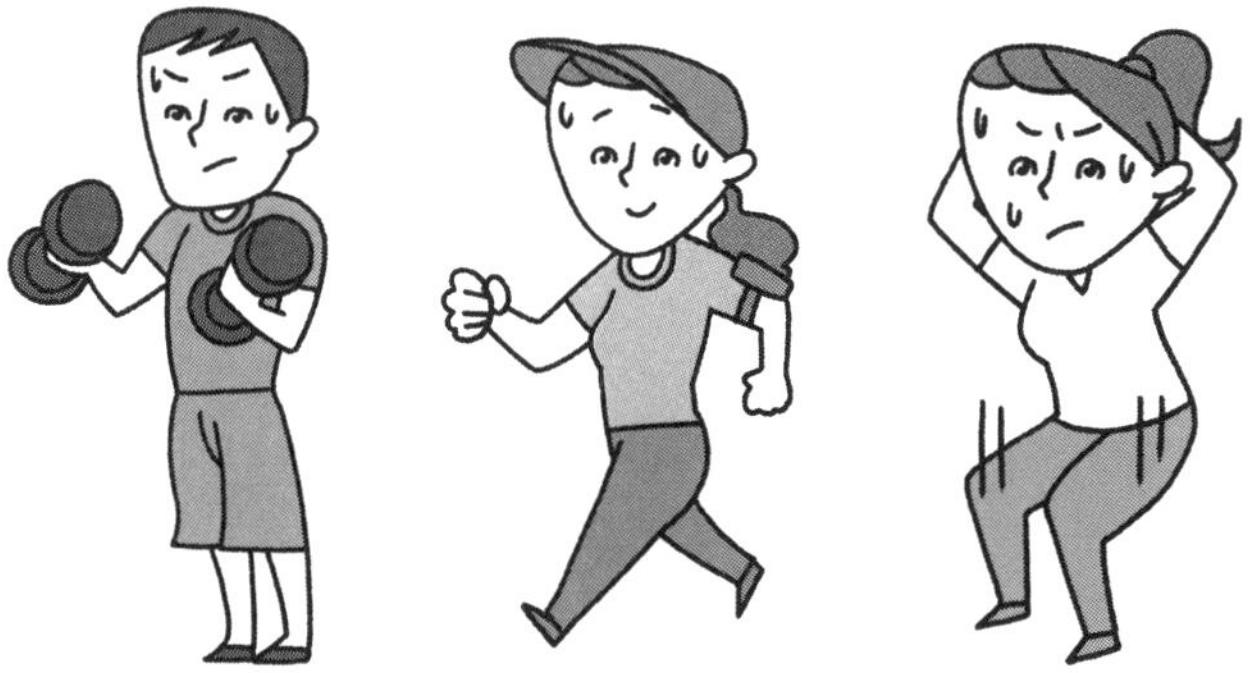

運動をして筋肉を動かすことで、
体が温まり、発汗、排尿を促し、
体の余分な水分が排出される。

運動をすることはメリットだらけ！

筋肉運動が健康の条件 2

下半身の筋肉運動

ウォーキングの他、室内でできる下半身の運動としては次の3つがおすすめだ（図70）。特に入浴前にやる習慣をつけると、入浴の体温め効果、血流促進効果を倍加してくれる。

1 カーフ・レイズ（かかとあげ運動）

「カーフ・レイズ」というと、何やら難しそうな響きがあるが、要するに「かかとあげ運動」のことである。

最初は10～15回を1セットにして、小休止をはさんで3、4セットから始めるとよい。

第2の心臓ともいわれる「ふくらはぎ」を刺激、動かすことで、心臓への血液の還流がよくなり、全身の血流がよくなって、体が温まり、発汗、排尿量が増える。

2 ももあげ運動

直立した姿勢から膝を曲げて、交互にもも（大腿筋《だいたいきん》）を引き上げる「ももあげ運動」を10～15回を1セットにして、小休止をはさんで3、4セットから始めるとよい。

3 スクワット運動

スクワット運動は、人体最大の筋肉である大臀筋《だいでんきん》（お尻の筋肉）、大腿筋はじめ人体の筋肉の70％を占める下半身の筋肉のほとんどすべてを鍛えることができる。

5～10回を1セットにして、小休止をはさんで、3、4セットから始めるとよい。

1→2→3の順序で毎日やり、物足りなくなってきたら回数やセット数をどんどん増やしていかれるとよい。

それでも物足りなくなってきたら、1kg、3kg、5kgのダンベルを2本ずつ用意して、両肘《りょうひじ》を曲げた状態で持って、123の運動をやられるとよい。

たとえば、1kgのダンベルなら1セット：20～30回、次に3kgのダンベルなら1セット：15～20回、次に5kgのダンベルなら1セット：10～15回と、ダンベルの重量が軽いものは回数を多くし（持久力がつく）、重くなるごとに回数を少なくする（筋力と瞬発力がつく）とよい。

室内でできる下半身運動

図70 下半身を鍛えると体内の余分な水分を排出しやすくなる

1 カーフ・レイズ（かかとあげ運動）

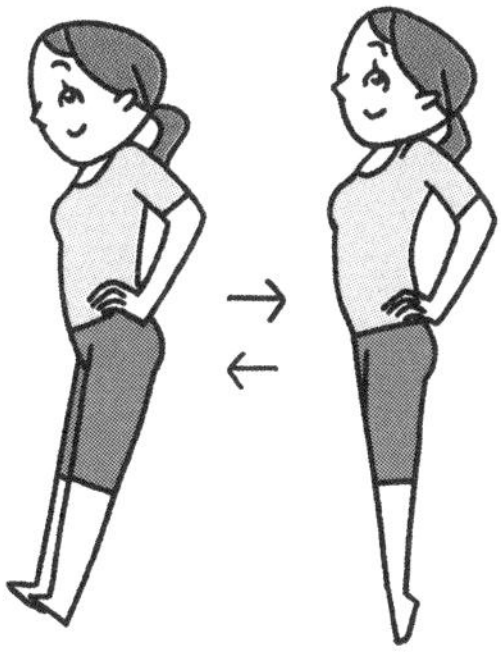

1セット **10〜15回** 小休止をはさんで**3、4**セット行う

❶両足を少し開き、背筋を伸ばして立ち、手を腰にあてる。
❷その場でかかとを上げてつま先立ちになり、しっかりと上げたら、一度停止する。
❸停止した後、かかとをゆっくりと下ろしていく。

2 ももあげ運動

1セット **10〜15回** 小休止をはさんで**3、4**セット行う

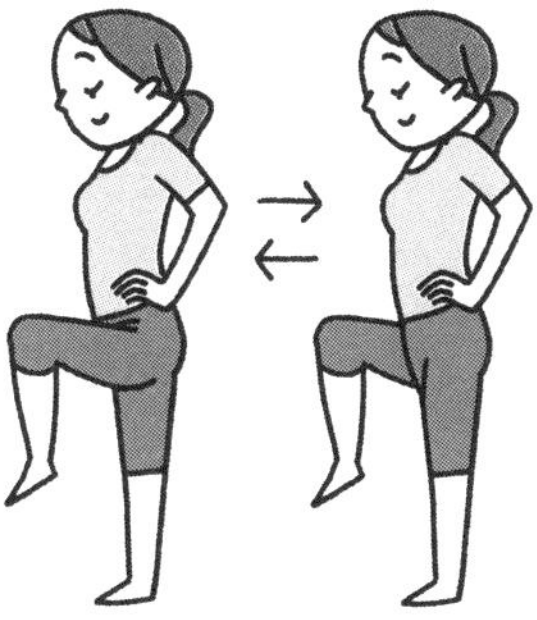

❶直立した姿勢から、片方の膝を曲げて、腰骨の高さまでももを上げ、止める。
❷ゆっくりとつま先から下ろす。
❸反対側の足も同じ動作をして、交互にももを引き上げる。

3 スクワット運動

1セット **5〜10回** 小休止をはさんで**3、4**セット行う

1

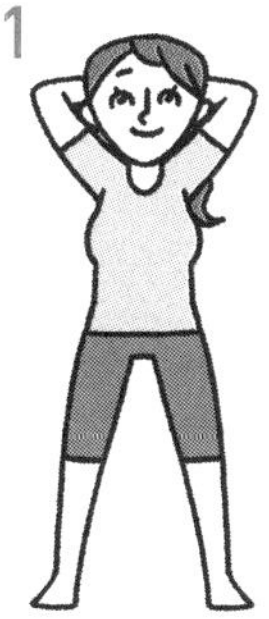

両脚を軽く開いて立ち、後頭部で両手を組む。

2

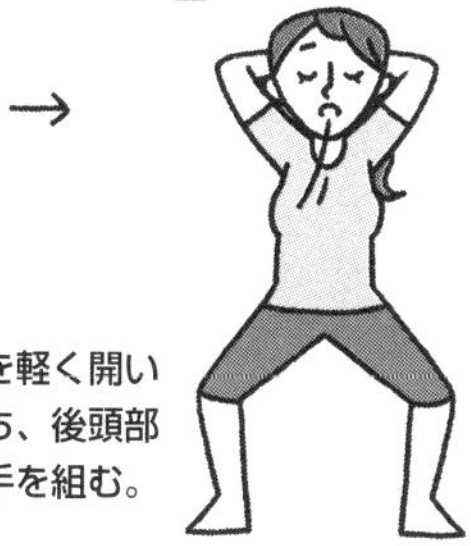

胸は前方に、お尻は後方につき出すような気持ちで、息を吸いながらゆっくりしゃがむ。

3

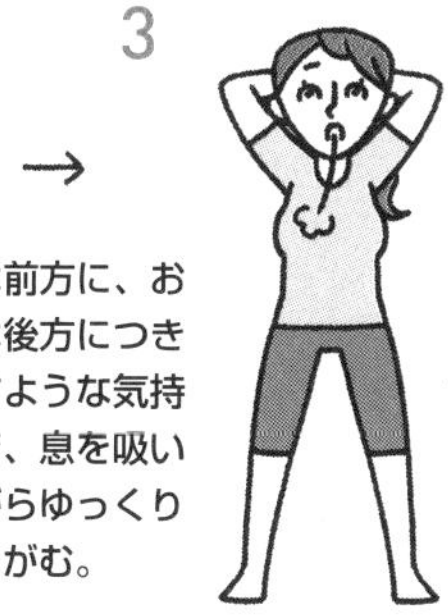

息を吐きながらゆっくり立ち上がり、元の姿勢に戻る。

とにかく毎日体を動かすことが大事

筋肉運動は、血行をよくして、発汗、利尿を促す他にも、次のような生理効果が認められている。

❶免疫力を上げる……運動で体温が1℃上昇すると、一時的に（数時間）免疫力は5、6倍になるとされている。

❷骨を強くする……筋肉を動かすと、骨への血行がよくなり、骨が強くなり、骨粗しょう症の改善につながる。

❸記憶力をよくしてボケを防ぐ……筋肉運動は、脳の海馬《かいば》（記憶中枢）の血行をよくして、記憶力を向上させ、ボケを防ぐ。

❹糖尿病の予防、改善……筋肉細胞内の「GLUT《グルット》-4」が活性化し、血糖を筋肉のほうへ吸い上げ、糖尿病の予防、改善に奏功する。

❺うつを防ぐ……筋肉運動は、筋肉細胞から「テストステロン」の産生分泌を促して、うつを防ぐ。

❻心臓の働きを助けて心臓病の予防、改善をする……筋肉を動かすと筋肉繊維が収縮、弛緩《しかん》する。その結果、筋肉組織内を走っている血管も収縮、拡張し、心臓の働きを助ける。

❼ガンを防ぐ……人体最大の熱産生器官である筋肉を毎日動かすと体熱が上昇し、低体温で発生するガンの予防になる。

楽な運動（図71）

運動が苦手な人のために、楽な運動をご紹介する。

1つが**「フラミンゴ運動」**だ。直立した姿勢で、片脚を床より離し、他方の脚で1分間立ちつづけ、次に脚を代えて同じく1分間立ちつづける運動。ふらつく人は、手指を軽く、壁にあてがわれるとよい。計2分の運動で52分歩いたのと同じ効果力があるとの研究を昭和大学の阪本桂造客員教授が発表されている。

また、**「貧乏ゆすり」**も楽な運動だ。椅子に座った姿勢で両下肢を上下に振動させる「貧乏ゆすり」を3分やると20分歩いたのと同じ効果があるといわれる。

また上半身を鍛える運動としては、**壁腕立てふせ運動**や**グーパー運動**を10～15回を1セットにして3、4セットするなど、とにかく毎日筋肉を動かすことが必要だ。

簡単にできる筋肉運動

図71　時間があるときに気軽に運動

フラミンゴ運動

両腕を横に伸ばし、左足を上げて立ち、その状態を1分間キープする。
右足も同様に。これを2回繰り返す。

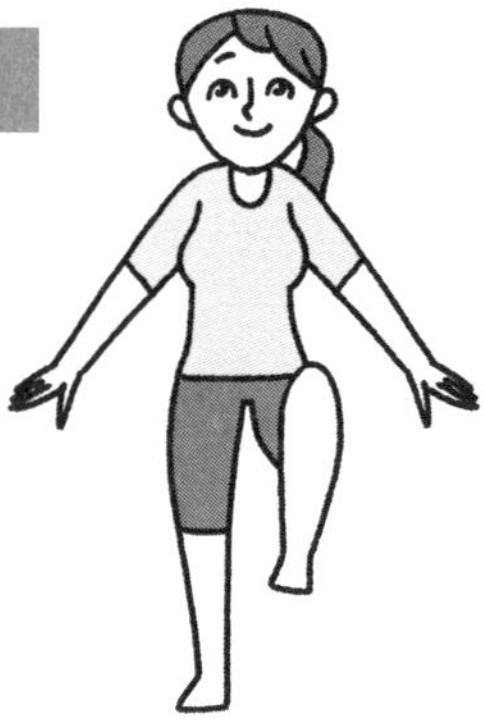

貧乏ゆすり

椅子に座った姿勢で、両足を上下に振動させる「貧乏ゆすり」をする。

壁腕立てふせ運動

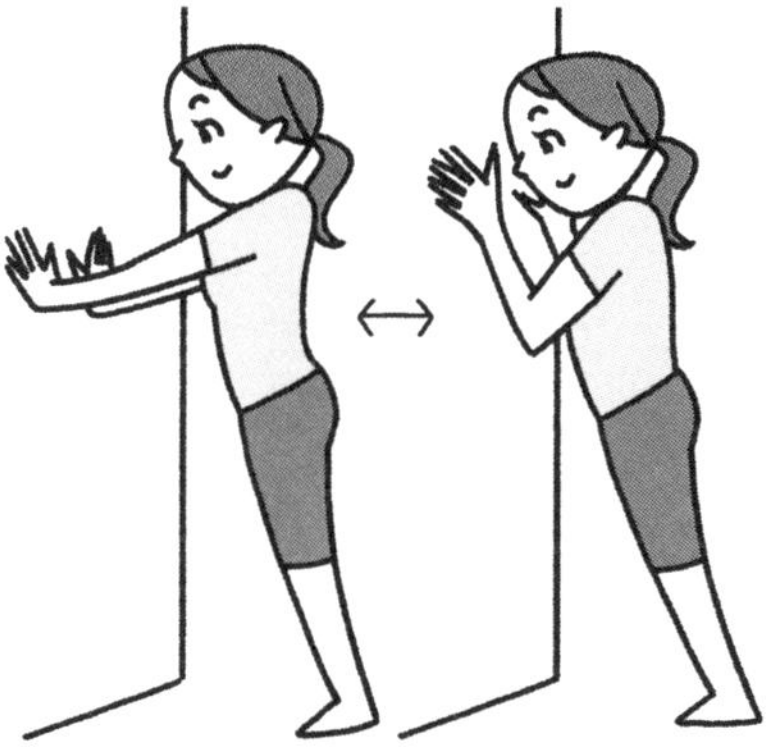

1セット　**10～15回**
3、4セット行う

❶壁に手を付き、やや体が斜めになるところまで足を後ろに下げる。
❷息を吸いながら肘を曲げながらゆっくりと体を壁に近づける。
❸息を吐きながら、壁を押し上げて元に戻す。

グーパー運動

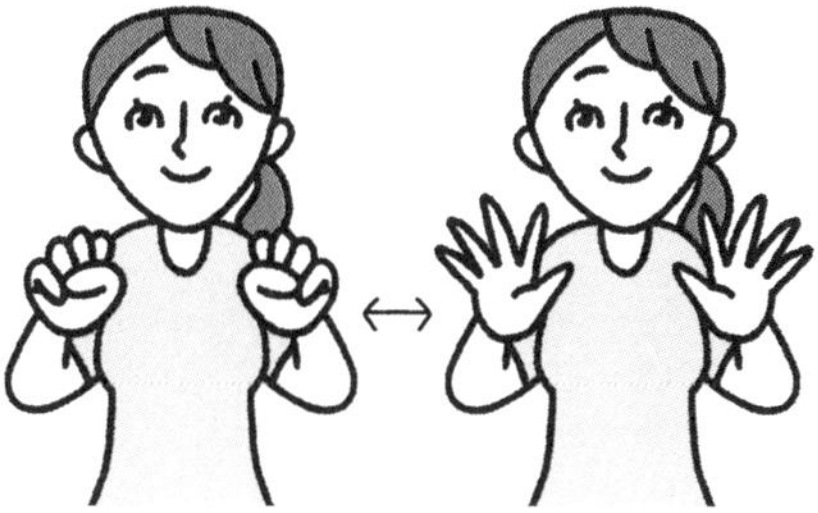

1セット　**10～15回**
3、4セット行う

❶背筋を伸ばして立ち、両手を前に突き出してグーをつくる。
❷そのままの状態で手を広げ、パーをつくる。

水分を排泄する手っ取り早い方法 1

入浴

手っ取り早く体内の水分を排泄するなら、入浴とサウナがよい。

現在、シャワーだけで済ませる若者が増えているが、湯船につかる入浴には、温め効果以外にも数々の健康効果がある。以下、入浴の健康効果を列挙する。

(1)「温熱」による血行促進効果

温熱による血管拡張作用で血行が促進され、腎臓や汗腺の働きも活発化し、排尿、発汗が促される。その他すべての内臓への血行がよくなり、その働きが活性化する。

(2)静水圧の効果

湯の水圧（静水圧）により、皮下の血管やリンパ管を圧迫して血行をよくし、全身の代謝を活発にする。特に、下半身に位置する腎臓の血流もよくなり、排尿量も増えて「むくみ」や「冷え」をとってくれる。

(3)皮膚の清浄・美容効果

入浴により、体温が上昇すると、皮脂腺《ひしせん》や汗腺から皮脂や汗の分泌が多くなり、皮膚表面を清浄にする他、皮脂膜を作り、皮膚に潤いを与える。

(4)「浮力」の効果

風呂につかると、体重は10分の1以下になるので、関節や筋肉が日頃の重圧から解放される。温熱による血行促進効果と相乗して、痛みや麻痺が軽減される。

(5)「リラックスのホルモンによる」ストレス解消効果

ぬるめの風呂に入ると、アセチルコリン（ホルモン）分泌が促され、リラックスしたときに出る脳波のα波も発生するため、心身ともにゆったりし、ストレスが解消できる。

(6)白血球の働きがよくなり「免疫能」が促進される

(7)血液がサラサラになる

入浴の温熱効果により、血栓を溶かす「プラスミン」という酵素の産生が多くなり、血液がサラサラになり、脳梗塞や心筋梗塞の予防につながる。

なお、熱い湯（42℃以上）とぬるい湯（38～41℃）とでは（図72）のごとく、効果に違いがある。

体を温めること以外にもメリット大

図72 入浴の健康効果

	熱い湯（42℃以上）	ぬるい湯（38～41℃）
自律神経	交感神経が働く	副交感神経が働く
心拍（脈拍）	活発になる	ゆるやかになる
血圧	急に上昇する	不変か、ゆっくり低下する
胃腸の働き	低下する（胃液の分泌低下）	活発になる（胃腸の分泌の促進）
気持ち	緊張する	リラックスする
入浴時間	10分以内	20～30分
適応症	胃潰瘍、胃酸分泌過多、寝起きの悪い人の朝風呂に、食欲の抑制に	高血圧、バセドウ病、不眠症、ストレスの多い人、胃腸虚弱、食欲不振

シャワーだけで済まさず
ゆっくりと湯船につかりましょう

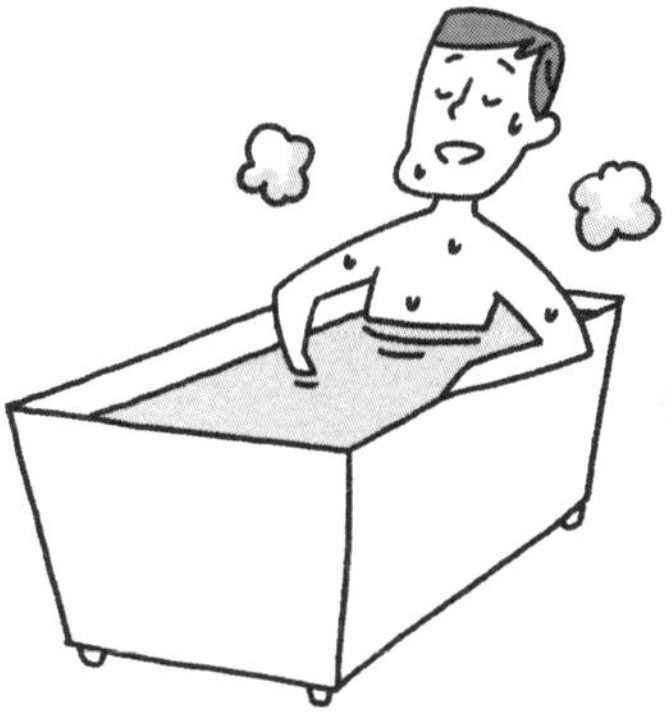

胃が**重い人**などは
熱い湯（42℃以上）に
10分ほどつかる

リラックスしたい人や
高血圧の人は
ぬるい湯（38～41℃）に
20～30分つかる

水分を排泄する手っ取り早い方法 2

半身浴／生姜風呂

私が特にすすめている入浴法は「半身浴」と「生姜風呂」だ。**「半身浴」**は、湯船の中に小さい椅子か逆さまにした洗面器を置き、そこに腰かけて、みぞおちより下の部分を湯につけて入浴する方法だ（図73）。

〈半身浴の特長〉

❶人体最大の発熱器官である筋肉の70％が存在する下半身を集中的に温めるので、全身浴より体温が上がる。

30分以上の半身浴をすると入浴中や入浴後にも驚くほどの発汗があり、水毒が改善される。

❷下半身を集中的に温めるので、下半身に位置する腎臓の血流がよくなり、排尿が促される。下肢、腰の痛みや下肢のむくみにも奏功する。

❸全身浴に比べて、肺や心臓への負担が軽くなるので、呼吸器疾患や心臓・循環器系の病気がある人には、特に、オススメ。

※半身浴を行うとき、冬は寒いので湯船のフタをとって風呂場が温まってから、軽く全身浴をした後にやる。乾いたバスタオルを肩にかけるとさらによい。

＊

「生姜風呂」に入ると入浴中はもちろん、入浴後も汗が噴き出てくるほど体が温まり、心身ともに軽く爽やかになる。特に水太りの人には特効の入浴法だ（図74）。

生姜の保温効果と芳香成分の作用（鼻粘膜から血液へ吸収され、脳神経を鎮静化する）で安眠、熟睡効果も期待できる。

〈生姜風呂の入浴法〉

【材　料】ひね生姜……1個

【やり方】生姜1個をすりおろしたものを、布袋に入れて湯船に入れる。

【効　能】

リウマチなどの痛み、こり、冷え性、不眠症、腎《じん》盂《う》腎《じん》炎《えん》・膀胱炎《ぼうこうえん》・婦人病など、体の冷えが原因で起こる病気に効く。

※ただし、入る前に生姜風呂のお湯に手をつけてみて、かゆみや発疹《ほっしん》が出るなら、入浴はやめること。

リラックスしながら水毒改善

図73 半身浴

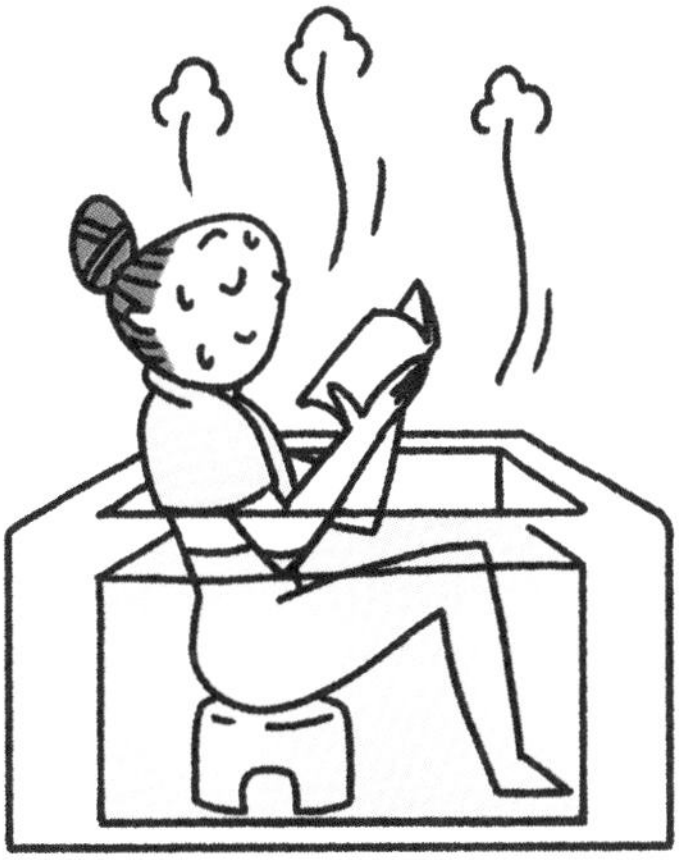

湯船の中に
洗面器などを逆さに置き、
そこに**腰をかける**。
みずおちより下の部分を
お湯につけて、
温まる入浴法

乾いたバスタオルを
肩にかけると**さらによし**

お湯の温度や入浴の時間は、自分が気持ちよいと感じる程度に

図74 生姜風呂

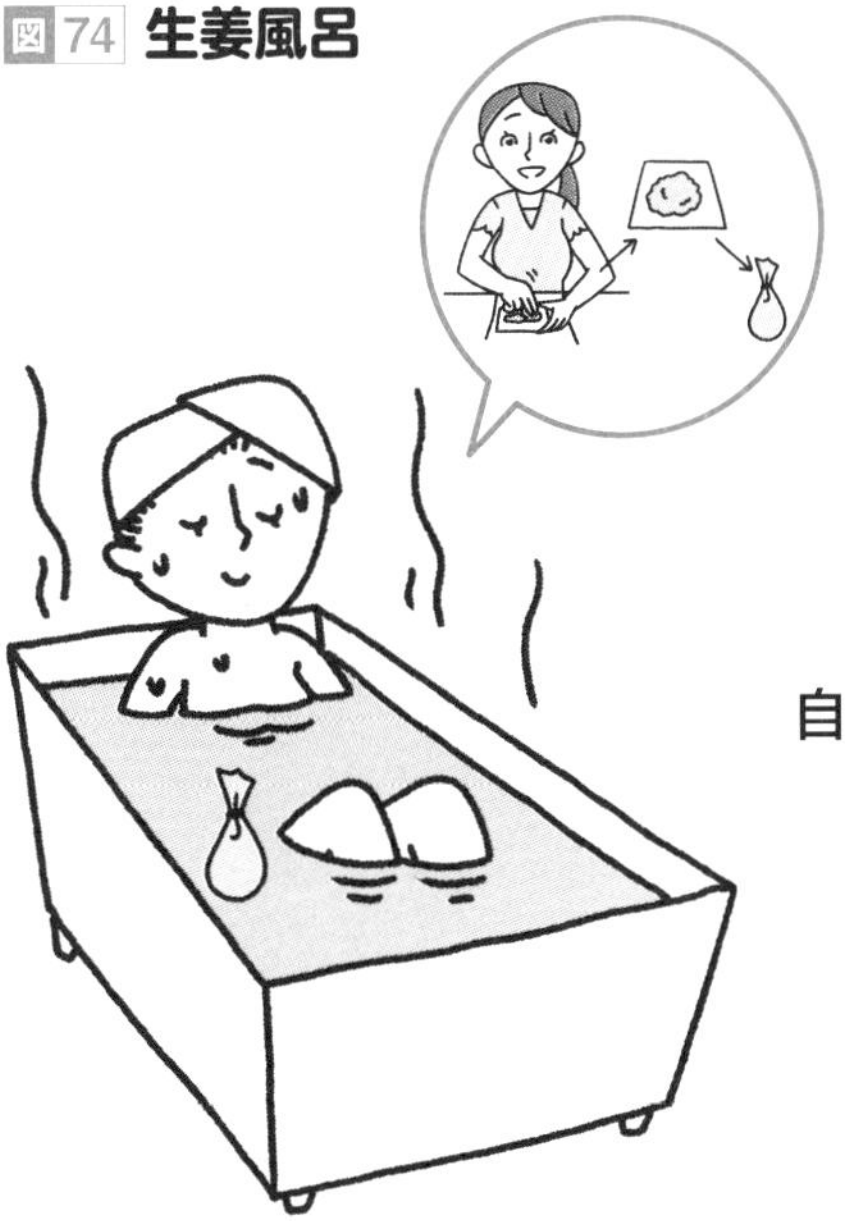

お風呂の湯船に
「すりおろした生姜（1個分）
を入れた布袋」を入れて、
入浴する

お湯の温度や入浴の時間は、
自分が気持ちよいと感じる程度に

※入浴前に生姜風呂のお湯に手をつけて、かゆみや発疹が出るなら入浴はやめること

水分を排泄する手っ取り早い方法 3

サウナ浴

サウナで発汗すると、心身ともにスカッとする。この爽快感で体内に余分にたまった水分（水毒）がいかに心身の不調をもたらすかがわかる。**サウナが優れている点は、湯船につかる入浴と違って、体にかかる水圧の負担がなく、温熱だけの効果が得られる**ところだ。

サウナ浴の効果は、次のとおりである。

❶サウナ室内は90～100℃と高温のため、血管が拡張して血流がよくなり、内臓や筋肉への栄養補給や老廃物の運び出しもスムーズになり、各臓器の働きがよくなる。

❷大量の発汗により、水毒症状（二日酔、頭痛はじめ痛みやこり、アレルギー、下痢など）に奏功する。

せっかく、サウナで発汗して水毒を改善したのに、サウナからあがった後、大量の水分を摂る人が多いが、少し控えめにするとサウナ浴の効果が倍増する。

❸甲状腺《こうじょうせん》の働きがよくなり、体全体の新陳代謝が活発になる。その結果、皮膚を柔らかく美しくするので、若返り効果やガン予防効果も期待できる。

❹体が温まり発汗、排尿が多くなり、血液も浄化されるので、精神もリフレッシュされてストレス解消になる。

❺強力な温熱効果は、冷えの代表の病気である風邪やインフルエンザの予防になる。

1回のサウナ浴は5～10分がよいが「1回に何分」と決めずに嫌になったら外に出て、冷水浴（またはシャワー）をやり、またサウナ室に入る、ということを繰り返すほうが汗の出もよいようだ（図75）。

また、最近は心不全への効果が期待されるとして、低温サウナによる「和温療法」を実践している病院も増えてきている。鹿児島大学病院心臓血管内科の鄭忠和《ていちゅうわ》元教授が推奨されている温浴法は「**60℃のサウナ室内に入り、15分を限度にして温まる**」という方法だ。1日1回で週3回というのがオーソドックスな治療法だ。

ただ、サウナ浴中は酸素消費量も増加し、心拍出量も増加して心臓の負担になる。よって心臓の弱い人が自分勝手にサウナを始めると不測の事態が生じる恐れがある。主治医に相談しつつ短時間から始めることが肝要だ。

サウナでしっかり発汗！

図75 サウナ浴の仕方

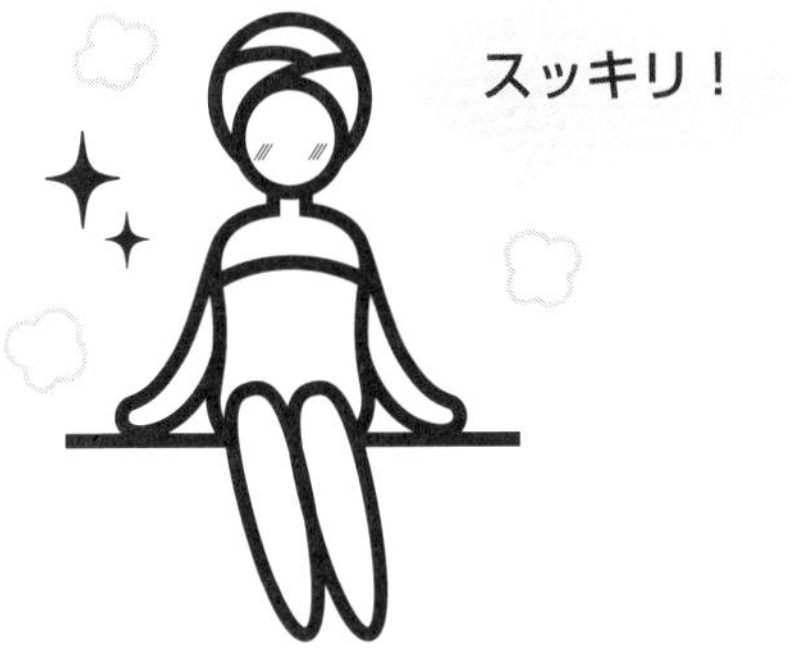

しっかり

サウナで**体**を**温**めて
発汗、**排尿**を**促**して
「水毒」改善！

● サウナ浴

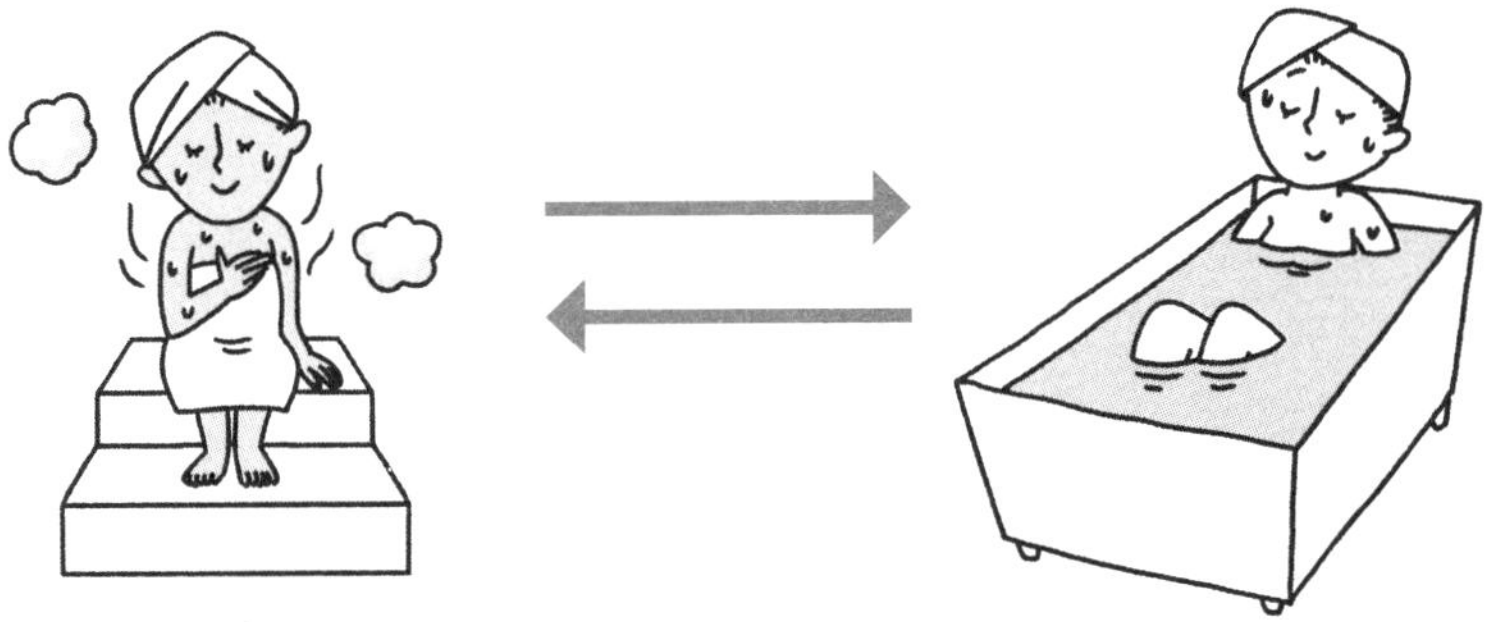

60～100℃のサウナ
5～10分
（もっと短い時間でもOK）

冷水浴または**シャワー**

体が温まることで
血流がよくなり
各臓器の
健康アップ！

大量の発汗で
体内の余分な
水分を排出！

新陳代謝が活発に！

心身ともに
リフレッシュして
ストレス解消！

風邪
インフルエンザ予防

水分を排泄する手っ取り早い方法 4

生姜湿布

入浴ではないが「生姜湿布」を、むくみ（水毒）のある部分に施《ほどこ》すと水分が排泄され著効を呈する。

特に腎臓の位置（背骨の両側＝だいたい臍《へそ》の高さ）に湿布を施すと腎血流がよくなり、尿の排泄が多くなって、水毒を改善するのによい（図76）。

《生姜湿布》

【材　料】ひね生姜……………………150g

【やり方】

❶生姜をすりおろして木綿の袋に入れて、上部を紐《ひも》でくくる。

❷水2ℓを入れた鍋に①を入れて、火で熱し、沸騰寸前で火を弱める。

❸とろ火で熱し続け、70℃くらいになった頃に、タオルを湯の中に浸した後、軽くしぼる。

❹③で患部に湿布し、その上にビニール袋と乾いたタオルを重ねると、長く温めることができる。

❺10～15分湿布したら、2、3回とりかえる。

【温湿布をするところ】

・腰痛、関節痛、筋肉痛など痛みのあるところに施す。

・肝臓病は右上腹部。腎臓病は背中下部背骨両側に施す。

・気管支炎や喘息《ぜんそく》のときには、胸部と背中に施す。

・吐き気、食中毒、胃腸病、便秘、食欲不振などの消化器症状には腹部全体に施す。

・腹水のときには、腹部全体に広く施すと尿の出をよくして腹水を軽減することができる。

・下肢に生姜湿布をすると、むくみにも有効。

・アトピー性皮膚炎に用いると、治癒を早めやすい。

※生姜湯で皮膚が赤くなったり、かぶれたりすることが稀《まれ》にあるため、薄い汁から慎重にやること。特に顔面にやるときは腕の皮膚などで試して、薄めてもかぶれる場合はやらないこと。

※生姜湿布をする前と後の、前後1時間には入浴しないこと。

「水毒」を予防するために、本章で紹介したことをぜひ日々の生活に取り入れていただきたい。

むくみや慢性的な痛みに「生姜湿布」

図76 生姜湿布の仕方

用意するもの

ひね生姜…150g、水2ℓ、木綿の袋、鍋、乾いたタオル2枚

やり方

1

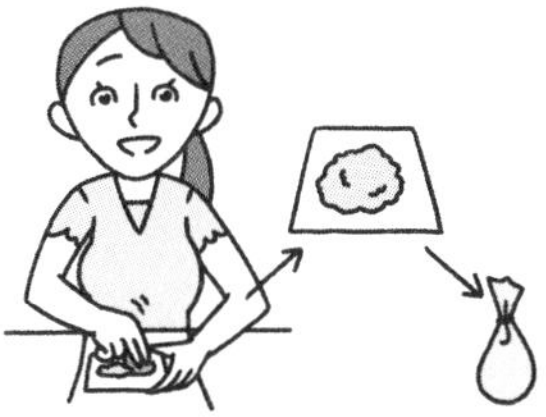

すりおろした生姜を木綿の袋に入れて、上部を紐でくくる。

2

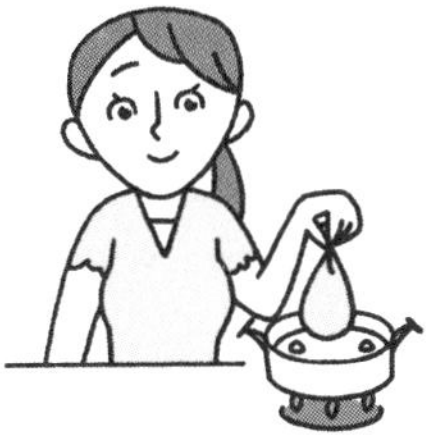

水2ℓを入れた鍋に、1の袋を入れて火にかける。沸騰寸前で火を弱火にする。

3

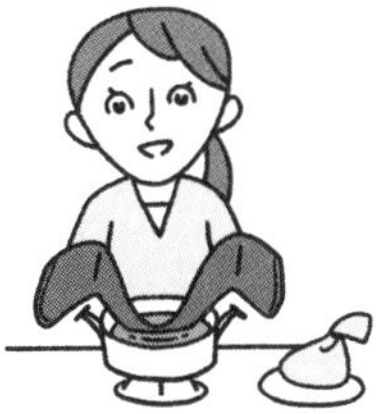

とろ火で熱し続け、70℃くらいになった頃に鍋の生姜湯にタオルをひたし、軽くしぼる。

4

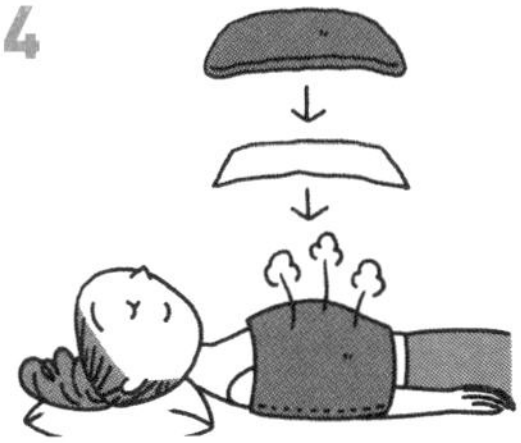

3のタオルで患部に湿布する。
冷めないように、その上にビニール袋と乾いたタオルを重ねる。

10〜15分 生姜湿布で患部を温める
2、3回とりかえる（生姜湯を火で温め直して使用）。

※最初は生姜量を少なくした生姜湯で行い、皮膚が赤くなったり、かぶれたりした場合はやらないこと。
※生姜湿布をする前と後の、前後1時間には入浴しないこと。

食品そのものに含まれている水分の量(100g量)

七訂　食品成分表より抜粋、編集

カステラ	25.6g
大福	41.5g
蒸しまんじゅう	35.0g
もなか	29.0g
練りようかん	26.0g
あめ玉	2.5g
芋かりんとう	5.5g
おこし	5.0g
あられ	4.4g
せんべい	4.2g
アップルパイ	45.0g
シュークリーム	56.3g
ショートケーキ（果実なし）	35.0g
オレンジゼリー	77.6g
イーストドーナツ	27.5g
ババロア	60.9g
ビスケット	2.6g
キャラメル	5.4g
ドロップ	2.0g
チョコレート	0.5～2.0g

〈種実類〉

アーモンド（乾）	4.7g
カシューナッツ	3.2g
甘ぐり	44.4g
マロングラッセ	21.0g
いりごま	1.6g
ピスタチオ	2.2g
落花生（いり）	2.1g
ピーナッツバター	0.6g

〈豆類〉

あずき（ゆで）	64.8g
こしあん	62.0g
えんどう（ゆで）	63.8g
グリンピース（ゆで）	72.2g
大豆（ゆで）	65.4g
もやし（ゆで）	93.0g
きな粉	4.0g
木綿豆腐	86.8g
油揚げ（生）	39.9g
がんもどき	63.5g
凍り豆腐（乾）	7.2g

〈パン類〉

食パン	38.0g
フランスパン	30.0g
クロワッサン	20.0g
乾パン	5.5g
あんパン	35.5g

〈めん類〉

うどん（ゆで）	75.0g
そうめん（ゆで）	70.0g
中華めん（ゆで）	65.0g
スパゲティ	60.5g
そば（ゆで）	68.0g

〈めし〉

玄米	60.0g
白米	60.0g
全がゆ	83.0g
おもゆ	95.0g
赤飯	53.0g
もち	44.5g

〈いも類〉

とうもろこし（ゆで）	75.4g
さつまいも（蒸し）	65.6g
さつまいも（焼き）	58.1g
さといも（水煮）	84.0g
じゃがいも（蒸し）	78.1g
ポテトチップス	2.0g
フライドポテト	52.9g
じねんじょ（生）	68.8g
ながいも（生）	82.6g

〈砂糖及び甘味類〉

黒砂糖	5.0g
上白糖	0.8g
氷砂糖	0.0g
はちみつ	20.0g

〈菓子類〉

甘納豆（あずき）	26.2g
今川焼	45.5g
かしわもち	48.5g

〈卵〉

鶏卵……76.1g

〈乳製品〉

普通牛乳……87.4g
クリーム……49.5g
ヨーグルト……87.7g
アイスクリーム……63.9g
ソフトクリーム……69.6g
チーズ（エメンタール）……33.5g
（カテージ）……79.0g
（カマンベール）……51.8g
（パルメザン）……15.4g
（プロセス）……45.0g
有塩バター……16.2g

〈キノコ〉

しいたけ（生）……90.3g
（乾）……9.7g
なめこ（生）……92.4g
まつたけ……88.3g

〈海藻〉

焼きのり……2.3g
こんぶ（素干し）……10.4g
（つくだ煮）……49.6g
ところてん……99.1g
角寒天……20.5g
ひじき（乾）……6.5g
わかめ（生）……89.0g
（素干し）……12.7g
（塩蔵）……93.3g

〈アルコール〉

清酒（純米酒）……83.7g
ビール（淡色）……92.8g
（黒）……91.6g
ぶどう酒（白）……88.6g
（赤）……88.7g
しょうちゅう……79.5g
ウイスキー……66.6g
ブランデー……66.6g
ウォッカ……66.2g
ジン……59.9g
ラム……66.1g
梅酒……68.9g

糸引き納豆……59.5g
みそ……42.6g
おから……75.5g
豆乳……90.8g

〈魚介類〉

まあじ（生）……75.1g
（焼）……65.3g
いわし（生）……71.7g
（丸干し）……40.1g
（缶詰）……66.3g
めざし……59.0g
煮干し……15.7g
かつお（生）……72.2g
塩辛……72.9g
かれい（生）……77.8g
（焼）……73.9g
さけ（生）……72.3g
塩ざけ……63.6g
たら（生）……81.6g
（干）……38.2g
かずのこ……66.1g
あさり（生）……90.3g
（つくだ煮）……38.0g
かき……85.0g
しじみ……86.0g
いか……80.2g
するめ……20.2g
塩辛……67.3g
うに（生）……73.8g
（練り）……53.1g
いせえび（生）……76.6g
毛がに（ゆで）……79.2g
たこ……81.1g
なまこ……92.2g
かまぼこ……74.4g
焼き竹輪……69.9g

〈肉類〉

牛肉（かた）……66.3g
うま……76.1g
にわとり……62.9g
ぶた（かた）……65.7g
マトン……68.2g

たまねぎ……89.7g
とうがらし（乾）……8.8g
とうもろこし（生）……77.1g
トマト……94.0g
にら……92.6g
にんじん……89.1g
にんにく……63.9g
ねぎ……89.6g
れんこん……81.5g
パセリ……84.7g
青ピーマン……93.4g
ブロッコリー……89.0g
ほうれんそう……92.4g
らっきょう（甘酢漬）……67.8g
わさび漬……61.4g

〈果実類〉

あんず（生）……89.8g
（乾）……16.8g
いちご（生）……90.0g
（ジャム）……36.0g
梅（生）……90.4g
梅干し……65.1g
みかん（生）……86.9g
（ジュース）……88.5g
甘がき（生）……83.1g
干しがき……24.0g
キウイフルーツ……84.7g
グレープフルーツ……89.0g
すいか……89.6g
なし……88.0g
パインアップル（生）……85.5g
（ジュース）……88.2g
バナナ（生）……75.4g
（乾）……14.3g
ブドウ（生）……83.5g
（干）……14.5g
メロン……87.8g
桃（生）……88.7g
（缶づめ）……78.5g
りんご（生）……84.1g
（ジュース）……87.7g
（ジャム）……46.9g
レモン（全果）……85.3g
（果汁）……90.5g

〈茶〉

お茶（玉露）……97.8g
（せん茶）……99.4g
ウーロン茶……99.8g
紅茶……99.7g
コーヒー……98.6g

〈清涼飲料類〉

コーラ……88.5g
麦茶……99.7g
サイダー……89.8g

〈調味料及び香辛料類〉

食塩……0.1g
しょうゆ……67.1g
うすくちしょうゆ……69.7g
米酢……87.9g
ソース（中濃）……60.7g
ケチャップ……66.0g
チリソース……67.3g
フレンチドレッシング……47.8g
マヨネーズ……16.2g
からし（粉）……4.9g
（練り）……31.7g
カレールウ……3.0g
こしょう（黒）……12.7g
さんしょう……8.3g
シナモン……9.4g
とうがらし（粉）……1.7g
わさび（練り）……39.8g
パプリカ（粉）……10.0g

〈野菜類〉

アスパラガス……92.6g
さやいんげん……92.2g
かぶ（生）……93.9g
（塩づけ）……90.5g
キャベツ……92.7g
きゅうり（生）……95.4g
（塩づけ）……92.1g
ごぼう……81.7g
しょうが……91.4g
セロリ……94.7g
大根……94.6g
たくあん……78.2g
たけのこ……90.8g

主な参考文献

- 『「体を温める」と病気は必ず治る
  ――クスリをいっさい使わない最善の内臓強化法』（石原結實著　三笠書房）
- 『図解　カラダを温める食べ物――病気にならない！　老けない！』
  （石原結實著　日本文芸社）
- 『石原式「朝だけしょうが紅茶」ダイエット　――7日間、体を温めて水を出す』
  （石原結實著　PHP研究所）
- 『「医者いらず」の食べ物事典』（石原結實著　PHP研究所）
- 『血液サラサラで、病気が治る、キレイになれる
  ――体を温めて元気になれる石原式健康法』（石原結實著　PHP研究所）

●著者略歴
石原結實（いしはら・ゆうみ）
1948年、長崎市生まれ。長崎大学医学部を卒業して、血液内科を専攻。のちに同大学院博士課程で「白血球の働きと食物・運動の関係」について研究し、医学博士の学位を取得。スイスの自然療法病院、B・ベンナークリニックやモスクワの断食療法病院でガンをはじめとする種々の病気、自然療法を勉強。コーカサス地方の長寿村にも長寿食の研究に5回赴く（ジョージア共和国科学アカデミー長寿医学会名誉会員）。テレビ、ラジオなどの出演や全国講演でも活躍中。著書は、『水の飲みすぎが病気をつくる』『死んだらどうなる』（以上、ビジネス社）、『ちょい空腹がもたらす すごい力』（ワニブックス）、『「食べない」健康法』（PHP研究所）、『「体を温める」と病気は必ず治る』（三笠書房）、『50歳からの病気にならない食べ方・生き方』（海竜社）など300冊以上にのぼる。米国、ロシア、フランス、中国、台湾、韓国、タイなどで合計100冊以上が翻訳出版されている。

完全図解 水分の摂りすぎが病気をつくる

2021年8月15日　　第1刷発行

著　者　石原　結實
発行者　唐津　隆
発行所　株式会社ビジネス社
〒162-0805 東京都新宿区矢来町114番地
神楽坂高橋ビル5階
電話 03(5227)1602　FAX 03(5227)1603
http://www.business-sha.co.jp

カバー印刷・本文印刷・製本/半七写真印刷工業株式会社
〈カバーデザイン〉中村聡　〈本文デザイン〉茂呂田剛（エムアンドケイ）
〈イラスト〉森海里　〈編集担当〉船井かおり　〈営業担当〉山口健志

ISBN978-4-8284-2314-2